Voor mijn moeder Marijke, die mij al meer dan een halve eeuw leert dat je alles kunt als je wilt en dat je je daarbij door niets of niemand moet laten tegenhouden (en met wie ik eindeloos kan lachen).

"*In de huidige tijd, waarin de wetenschap duidelijk in het zadel zit en onze kennis van alle ziekten in een adembenemend tempo voortschrijdt, zijn wij geneigd te vergeten dat niet iedereen kan paardrijden en dat deze ook degene dient die wacht en die toepast wat de ruiter ontdekt.*"

(Harvey Cushing)

Het PPID Boek

Remco Sikkel

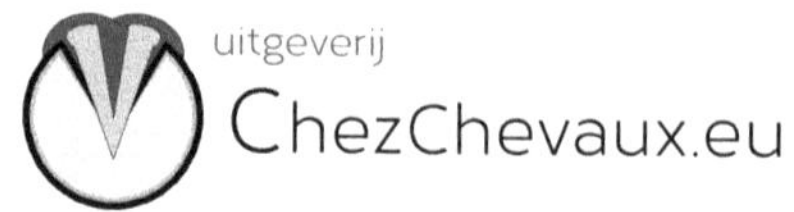

Afbeeldingen omslag: Nikkie de Kerf (paard),
Michael Frank, Royal Veterinary College, Londen (hersenen)

hoefbevangen.info   facebook.com   instagram.com
                      /remcosikkel   /remco_sikkel

Van dezelfde auteur:
- Antwoordenboek hoefbevangenheid : meer dan 200 vragen beantwoord
  (ISBN 978-94-93034-06-8)
- Hoefbevangenheid : begrijpen, genezen, voorkomen
  (ISBN 978-90-825191-9-8)
- Hoefkatrolontsteking : begrijpen, behandelen, voorkomen
  (ISBN 978-9-49-303402-0)
- In liefde loslaten : de laatste reis van je paard
  (ISBN 97978-94-93034-22-8)

De informatie in dit boek is nooit bedoeld als vervanging van de diagnose, de behandeling of het advies van je dierenarts, hoefverzorger, voedingsdeskundige of andere behandelaar of adviseur. Het geeft alleen een beperkt overzicht van de gangbare theorieën, diagnostische en behandelmethoden met betrekking tot PPID en de complicaties daarvan.

Raadpleeg bij gezondheidsproblemen altijd als eerste een dierenarts. Noch de auteur, noch de uitgever, noch de fotografen kunnen verantwoordelijk worden gehouden voor schade die voortvloeit uit gebruik van de informatie in dit boek, op de website of op de socialemedia-accounts.

INHOUDSOPGAAF

Hoe je dit boek kunt lezen 9

Introductie 11
PPID 11
Epidemiologie 12

Anatomie en fysiologie 15
Hypothalamus 15
Dopamine 15
TRH 15
Hypofyse 16
POMC en melanocortines 17
Bijnieren 19

Beschrijving 21
Ziekte van Cushing 21
Syndroom van Cushing 21
PPID 22
Fysiologie, pathologie en pathofysiologie 23
Dopamine, POMC en melanocortines 23
Cortisol 23
Middenkwab van de hypofyse 25
Klinische verschijnselen 27
Vachtveranderingen 28
Hyper- of hypohidrose 30
Polyurie en polydipsie 30
Adipositas 31
Gewichtsverlies 32
Toegenomen eetlust 32
Gedragsverandering 32
Verminderde bespiering 33
Pees- en ligamentsverzwakking 34
Opportunistische infecties en weerstandsproblemen 35
Afwijkende melkgift 37

Onregelmatige hengstigheid, onvruchtbaarheid 37

Gezwollen peniskoker en ophoping van smegma 38

Neurologische problemen 39

Osteoporose 39

Gebitsproblemen/EOTRH 39

EMS/insulinedysregulatie 40

Hoefbevangenheid 45

Hyperlipidemie, hypertriglyceridemie 54

Bijniervergroting 54

Overige problemen 54

Oorzaken 57

Vrije radicalen en oxidatieve stress 57

Lokale oxidatieve stress 58

Antioxiderend vermogen en vatbaarheid voor schade 59

Gifstoffen 59

Stress 61

EMS en chronische laaggradige ontsteking 62

Mitochondriale dysfunctie 62

Alfa-synucleïne 63

Diagnostiek 65

Anamnese 66

Klinisch onderzoek 68

Bloedonderzoek 72

Endocrinologisch bloedonderzoek 72

ACTH-bepaling 74

Alfa-MSH-bepaling 82

Beta-endorfinebepaling 82

TRH-stimulatietest 83

Dexamethasonsuppressietest (DST) 84

Domperidonresponstest 85

Het testen van insulinedysregulatie 85

Overige tests 88

Beeldvormend onderzoek 89

Röntgenfoto's 89

MRI 89

Post-mortemonderzoek 90

Behandeling 91

  Medicijnen 93

    Dopamine-agonisten 93

    Serotonine-antagonisten 101

    Enzymremmende medicijnen 102

    Medicijnen voor secundaire aandoeningen 102

  Fytotherapie 105

  Antioxidanten 111

  Voeding 112

    Hormonale ontregeling 112

    Spieratrofie 113

    Gewichtsbeheersing 113

    Supplementen 113

    Weidegang of niet? 116

    Senioren 119

    Ondergewicht 123

    EMS/insulinedysregulatie en overgewicht 125

    Bodem, planten en microbioom 131

  Behandeling van klinische verschijnselen en complicaties 133

    Vachtverzorging, hyper- en hypohidrose 133

    Gebitsverzorging 134

    Infecties, ontstekingen en wondverzorging 135

    Smegma 136

    Ontwormen 136

    Vaccinaties 136

    Hoefbevangenheid 137

    Beweging 149

  Complementaire therapieën 151

  Stress vermijden 152

  Euthanasie 153

Bronnen 159

Woordenlijst 173

Index 181

KADERTEKSTEN

Histologische classificatie 26
Hypertrichose of hirsutisme? 30
Leptine, leptinedysregulatie en adiponectine 43
Abcessen en hoefbevangenheid 51
Vroeg en gevorderd stadium 55
Hoefbevangenheid herkennen 69
Aangepaste Obelschaal 71
Foutpositieve en foutnegatieve uitslag 73
Referentiewaarden 73
Lichaamsgewicht vaststellen 92
Balancer 113
Drinkwater 114
Wanneer is het weiland veilig? 117
Graasbeperkende maatregelen 117
Droge stof 118
VREp 121
Bietenpulp 122
Suikersoorten 126
Fructaan 126
Hooi weken 128
Magnesium en chroom 131
Noodzooltjes 137
Zelf de hoeven bijhouden 140
Is een hoefverzorger iets anders dan een hoefsmid? 141
Hoe weet ik wanneer de hoefbevangenheid over is? 149
Paddock paradise 150

HOE JE DIT BOEK KUNT LEZEN

PPID is een enorm ingewikkeld onderwerp. Er is heel veel over te schrijven. Ergens moet dus een grens getrokken worden om te voorkomen dat jij als lezer van dit boek overvoerd raakt met details. In dit boek is dat op een bijzondere manier gedaan.

Wil je het naadje van de kous weten, dan lees je gewoon alles. Als dat te veel van het goede is, dan kun je de alinea's die de diepte in gaan eventjes overslaan. Je herkent ze aan een dubbele verticale streep links van de tekst, zoals in de alinea die je nu leest. Als je het boek uithebt en er later in terugbladert, kan het zomaar zijn dat je nieuwsgierigheid het alsnog wint.

Aan het eind van elk hoofdstuk staat een samenvatting.

Er is zo veel mogelijk geprobeerd om moeilijke woorden te vermijden. We hebben het bijvoorbeeld over 'vaatvernauwing' in plaats van over 'vasoconstrictie'. Je snapt dat dit bij een diergeneeskundig onderwerp niet altijd mogelijk is. Daarom vind je op pagina 173 een verklarende woordenlijst. De eerste keer dat de termen van die lijst in het boek voorkomen, zijn ze weergegeven als definitieblok.

> **DEFINITIEBLOK**
> Zo ziet dat er uit.

Verder krijgen sommige stukjes tekst extra aandacht in de vorm van een 'nota bene-blokje'.

EN DAN ZIJN ER NOG KADERTEKSTEN

Kaderteksten bevatten achtergrondinformatie om je meer context te geven.

INTRODUCTIE

Voordat we ons helemaal gaan onderdompelen in alle aspecten van PPID,
zullen we in dit hoofdstuk eerst kort kijken wat de aandoening inhoudt,
hoe vaak deze voorkomt en bij welke paarden.

PPID

Pituitary Pars Intermedia Dysfunction, of kortweg PPID, is een langzaam ontwikkelende en ongeneeslijke aantasting van een deel van het zenuwstelsel. Het komt vooral bij oudere paarden voor, maar ook jongere paarden hebben soms PPID. Ezels, muilezels en muildieren kunnen de ziekte ook krijgen. Omdat paarden ouder worden en steeds langer bij ons blijven, wordt het steeds belangrijker dat we weten wat PPID is en hoe we ermee om moeten gaan.

In het kort komt het hierop neer: er lopen zenuwen van de hypothalamus (= een deel van de hersenen) naar de hypofyse (= een hormoonklier onderaan de hersenen). De zenuwuiteinden, die zich in de hypofyse bevinden, produceren het hormoon dopamine, dat een bepaald deel van de hypofyse moet afremmen bij de aanmaak van andere belangrijke hormonen. Bij PPID raken de zenuwen beschadigd en worden ze langzaam afgebroken. Hierdoor is er minder dopamine om de hypofyse te remmen. De hormoonproductie in de hypofyse slaat vervolgens op hol, omdat hij niet meer geremd wordt. Daardoor gaat er van alles mis in het paardenlijf.

De hypofyse kan uiteindelijk opzwellen en gaan drukken op het zenuw- en hersenweefsel dat eromheen ligt. Dit veroorzaakt weer verdere problemen.

HORMONALE STOORNIS

De hormonale stoornis die het gevolg is van PPID, is tegenwoordig bij alle dierenartsen wel bekend. Toch zijn er nog veel aspecten van hoe de ziekte ontstaat en verloopt, waar we nog weinig van snappen. Ook over de diagnostiek, behandeling en preventie zijn we nog steeds aan het leren en ontdekken.

De door de hypofyse te veel geproduceerde hormonen, waar het paard in het begin van de ziekte mee te maken heeft, hebben effect op allerlei verschillende lichaamsfuncties. Hierdoor kunnen paarden met PPID onderling een verschillend klinisch beeld laten zien.

> *Het klinisch beeld is het geheel van alle klinische verschijnselen van een ziekte. Een klinisch verschijnsel is een eigenschap van een aandoening die objectief vast te stellen is.*

Ook de snelheid waarmee de ziekte zich ontwikkelt, kan tussen twee paarden enorm verschillen. PPID begint wel altijd langzaam en vaak onopvallend, waardoor het makkelijk over het hoofd gezien kan worden.

EPIDEMIOLOGIE

De epidemiologie kijkt onder andere naar hoe vaak en bij wie een ziekte voorkomt en welke factoren hierbij een rol spelen.

HOE VAAK
Hoewel het aantal diagnoses en behandelingen van PPID de laatste twintig jaar alsmaar toeneemt, zijn er geen aanwijzingen dat PPID ook echt vaker voorkomt dan vroeger. Het gebeurt gewoon minder vaak dat paarden met PPID onder de radar blijven. Dit komt doordat de klinische verschijnselen van PPID niet meer worden aangezien als eigenschappen van het normale verouderingsproces.

De diagnostiek is de laatste jaren ook flink verbeterd en er wordt vaker getest. Het is niet ongebruikelijk dat de dierenarts ook meteen op PPID test als hij bloed afneemt om op insulinedysregulatie te testen (waarover later meer). Verder is er meer aandacht vanuit de wetenschap voor PPID ontstaan. Nieuwe inzichten zijn nu voor meer mensen toegankelijk. Paardeneigenaren weten hierdoor beter wat de ziekte inhoudt en trekken eerder aan de bel als ze vermoeden dat hun paard PPID heeft.

Toch mag de kennis van paardeneigenaren nog steeds beter. Er zijn allerlei onderzoeken die laten zien dat eigenaren te laat aan PPID denken of duidelijke klinische verschijnselen zelfs helemaal niet herkennen [32, 41] *. Hierdoor zijn ze er soms erg laat bij, wat je bij een onomkeerbare ziekte natuurlijk wilt voorkomen.

De hoefverzorger, de tandarts, de voedingsdeskundige of een andere vakmens dat zich met je paard bezighoudt, zal je ook eerder op problemen wijzen die met PPID te maken hebben. Voor hen is nieuwe, wetenschappelijke kennis over de ziekte ook toegankelijker geworden.

BIJ WIE
Hoewel PPID al vastgesteld is bij een paard van nog maar vijf jaar oud, is hoge leeftijd de belangrijkste voorspeller. Simpel gezegd: hoe ouder het

---

*   Je vindt de literatuurlijst op pagina 159

paard, hoe groter de kans op PPID. Dit blijkt duidelijk uit hoeveel vaker dierenartsen de diagnose PPID stellen bij oude paarden dan bij jonge. Maar ook als we kijken naar welke klinische verschijnselen mensen zelf bij hun paard zien, komen we tot deze conclusie.

In cijfers: PPID wordt bij iets meer dan 20% van paarden ouder dan vijftien jaar vastgesteld en bij bijna 3% van alle gedomesticeerde paarden. Bij 30-plussers gaat het om één op de drie paarden [102].

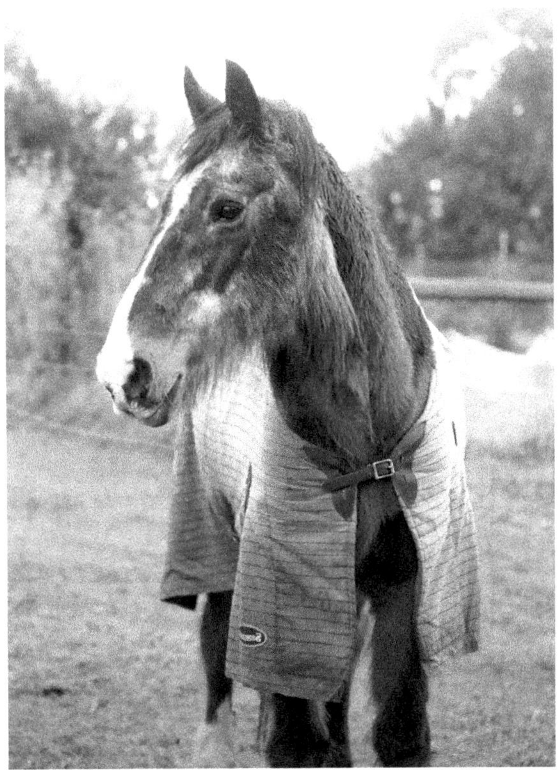

Hoe ouder het paard,
hoe groter de kans op PPID
(foto: Pat Whelen)

Een onderzoek uit 2013 kwam tot een verhoging van het risico van 18% per levensjaar voor paarden vanaf vijftien jaar oud [214].

In een groot onderzoek uit 2016 met paarden van alle leeftijden, was de gemiddelde leeftijd waarop de diagnose PPID gesteld werd 21 jaar [215]. Hun gemiddelde levensverwachting na diagnose was toch nog bijna tien jaar. Dat is al veel beter dan de vier en een half jaar die de paarden met PPID uit een onderzoek uit 2012 gemiddeld nog te leven hadden [51].

Pony's met een gezond lichaamsgewicht, die met het medicijn pergolide behandeld worden, hebben de beste prognose [122].

Uit voorzichtige schattingen blijkt dat PPID ongeveer tien tot vijftien keer meer voorkomt dan de ziekte van Parkinson bij de mens. Dit is een ziekte die in bepaalde opzichten vergelijkbaar is met PPID [6].

Sommige onderzoeken suggereren dat PPID vaker voorkomt bij bepaalde ponyrassen dan bij paarden. Maar omdat pony's vaak oververtegenwoordigd zijn in de steekproef van deze onderzoeken, kunnen we niet met zekerheid concluderen dat ras een risicofactor is [102].

Het enige onderzoek tot nu toe dat specifiek naar het paardentype 'pony' als risicofactor heeft gekeken, vond geen verschil in kans op PPID tussen paarden en pony's [214].

Pony's hebben wel vaker dan paarden de vachtproblemen die bij PPID horen [32, 212]. Dit is ook zo met hoefbevangenheid. Het kan zijn dat dit bij dierenartsen en paardeneigenaren het vertekende beeld geeft dat pony's vaker PPID hebben.

Sommige onderzoekers denken dat merries een hoger risico op PPID lopen dan ruinen en hengsten [96, 145], terwijl andere juist het tegenovergestelde zeggen [126, 247]. Laten we deze twee uitkomsten daarom maar tegen elkaar wegstrepen.

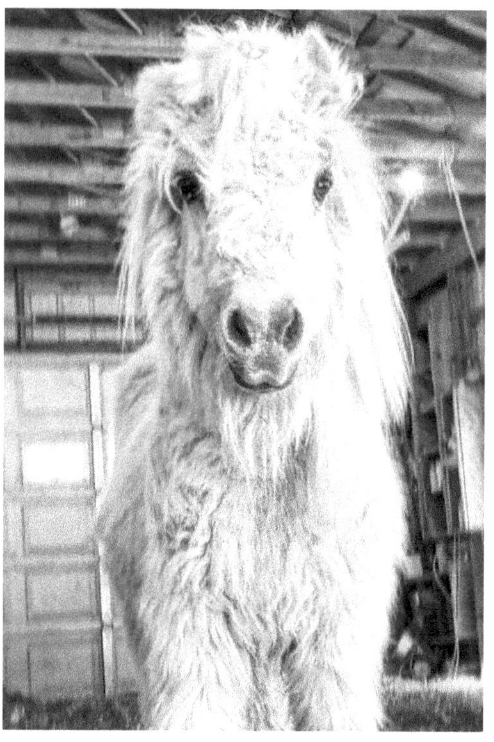

Vachtverandering bij een pony met PPID
(foto: Barabara Trotman)

SAMENVATTING

PPID is een langzaam ontwikkelende en onomkeerbare aantasting van de dopamine-producerende zenuwen die van de hypothalamus naar de hypofyse lopen. Hierdoor is er minder dopamine om de hormoonproductie in een deel van de hypofyse te remmen. Dit veroorzaakt een domino-effect van hormonale ontregelingen, die op hun beurt allerlei gezondheidsproblemen veroorzaken. De hypofyse kan opzwellen en op het omliggende hersenweefsel drukken.

Hoe ouder het paard, hoe groter het risico op PPID. Het is niet bewezen dat de ziekte vaker voorkomt bij bepaalde rassen, noch dat het geslacht invloed heeft.

ANATOMIE EN FYSIOLOGIE

PPID is een ingewikkelde kwaal die zich openbaart op verschillende plekken in het lichaam. Het begint met zenuwen in de hersenen, hormoonklieren en de hormonen die ze produceren en breidt zich daarna uit tot onder andere de hoeven, zweetklieren, haarzakjes, vetweefsel, pezen, spieren en botten. Om PPID te kunnen begrijpen moeten we bij het begin beginnen: de hypothalamus en de hypofyse. We kijken in dit hoofdstuk ook naar de bijnieren. Later in het boek gaan we het hebben over de anatomie en fysiologie van de andere weefsels die door PPID in de problemen komen.

HYPOTHALAMUS

De hypothalamus is een hormoonklier. Hij is onderdeel van de hersenen; de tussenhersenen om precies te zijn. Via bloedvaten en zenuwcellen staat de hypothalamus in contact met de hypofyse die ernaast ligt. De zenuwcellen scheiden hormonen af, waarmee de hypothalamus de werking van de hypofyse regelt.

DOPAMINE

Een van deze hormonen is dopamine. Dopamine is een neurotransmitter die een deel van de hypofyse (de middenkwab) aanstuurt bij de aanmaak van hormonen die melanocortines worden genoemd. Dopamine remt de productie ervan.

> **NEUROTRANSMITTER**
> Lichaamseigen chemische stof die zenuwprikkels overdraagt tussen (zenuw)cellen.

Dopamine heeft ook invloed op de voorkwab van de hypofyse. Sommige klinische verschijnselen van PPID worden hieraan gelinkt. Dopamine doet nog veel meer in het lichaam, maar in dit boek hebben we het alleen over het remmend effect op de hypofyse.

TRH

De middenkwab wordt door de hypothalamus aangespoord met het hormoon TRH. Simpel gezegd is TRH het gaspedaal en dopamine de rem bij de productie van melanocortines.

TRH is de afkorting van *Thyrotropin-Releasing Hormone* (thyrotropine-vrijmakend hormoon).

Hoe TRH bij paarden de zenuwcellen precies bereikt, is nog niet bekend. Het gaat ofwel eveneens via zenuwen, zoals bij amfibieën het geval is, ofwel via het bloed.

HYPOFYSE

De hypofyse is ook een hormoonklier. We vinden hem onder aan de hersenen. Hij wordt daarom ook hersenaanhangsel genoemd. Hij is zo groot als een flinke cacaoboon (2x2x1 cm) en weegt ongeveer drie gram. Hij ligt in een holte in de schedelbasis: het Turkse zadel.

De hypofyse scheidt stimulerende hormonen af. Deze besturen de werking van hormoonklieren op andere plekken in het lichaam.

De hypofyse bestaat uit drie delen: de voorkwab (Latijn: *pars anterior*), de middenkwab (*pars intermedia*) en de achterkwab (*pars posterior*).

De voor- en middenkwab worden samen de adenohypofyse genoemd. De voorkwab strekt zich nog uit in de tuberale kwab (*pars tuberalis*). Voor het gemak beschouwen we deze als deel van de voorkwab.

De middenkwab bestaat uit hormoonproducerende cellen, die melanotropen heten. Deze staan onder directe invloed van de dopamine-producerende zenuwen van de hypothalamus.

De dopamine bindt zich aan zogeheten D2-receptoren op de melanotropen en remt de activiteit van deze cellen. Een receptor is een deel van een cel dat gespecialiseerd is in het opnemen van (hormonale) prikkels en het opwekken van een reactie onder invloed van die prikkels.

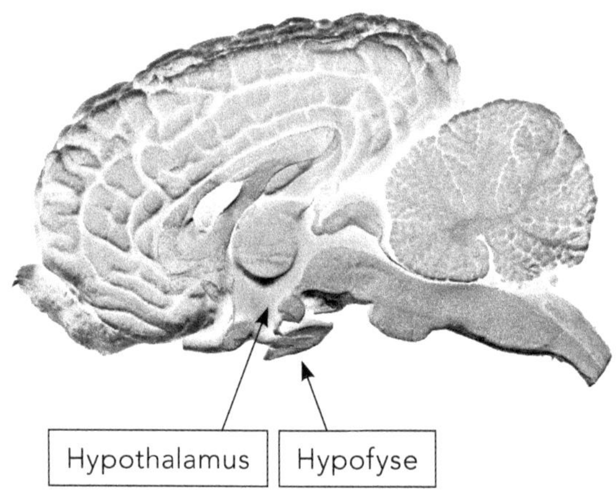

Doorsnede hersenen

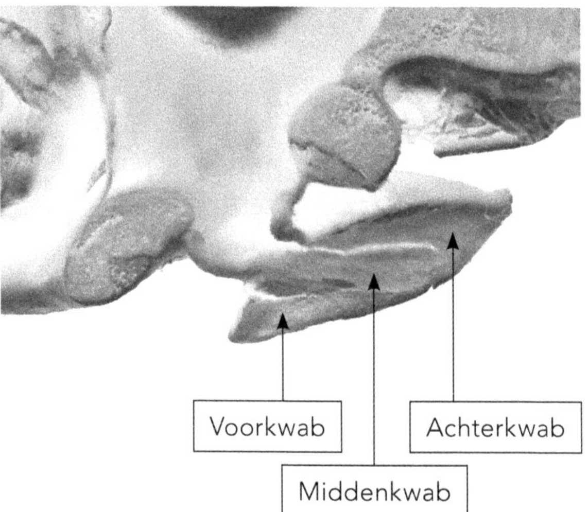

Detail doorsnede hersenen: hypofyse
(*foto: Michael Frank, Royal Veterinary College*)

POMC EN MELANOCORTINES

Melanotropen produceren het eiwit POMC (*Pro-Opiomelanocortine*). POMC is wat we een pro-hormoon noemen. Het wordt in stapjes door specifieke enzymen (Pro-hormoon-Convertasen, resp. PC1 en PC2) gesplitst in verschillende hormonen. Deze hormonen noemen we melanocortines. Zowel de aanmaak van POMC als de splitsing wordt geremd door dopamine.

De melanocortines waar we het in dit boek over gaan hebben zijn:

- ACTH
  - Alfa-MSH
  - CLIP
- Beta-endorfine

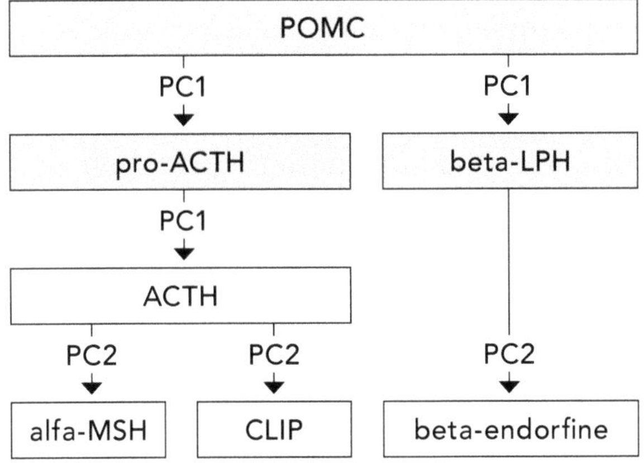

Vereenvoudigde weergave van de productie van melanocortines
N.B. de pro-hormonen pro-ACTH en beta-LPH worden in dit boek verder niet besproken

> **PRO-HORMOON**
> Een voorloper van een hormoon. Het heeft zelf meestal geen of minimale hormonale werking.

Zenuwcellen in de voorkwab (corticotropen) produceren ook POMC, die eveneens wordt omgezet in ACTH. Deze ACTH wordt níet gesplitst in alfa-MSH en CLIP. Dat proces is specifiek voor de middenkwab.

ACTH

De afkorting ACTH staat voor *Adreno-corticotroop Hormoon*. Het is een hormoon en neurotransmitter die op de bijnierschors inwerkt en de aanmaak van corticosteroïden, waaronder cortisol, stimuleert.

> **CORTICOSTEROÏDEN**
> Bijnierschorshormonen. Onder te verdelen in glucocorticoïden en mineralocorticoïden. In het kader van PPID zijn het vooral de glucocorticoïden die betrokken zijn.

Doordat bijna alle ACTH uit de middenkwab gesplitst wordt in alfa-MSH en CLIP, is de voorkwab van de hypofyse de belangrijkste bron van ACTH in het bloed van gezonde paarden. Ongeveer 98% van de in het bloed circulerende ACTH bij gezonde paarden komt uit de voorkwab [218].

Alfa-MSH

Deze afkorting staat voor *Alfa-Melanocyt-Stimulerend Hormoon*. Alfa-MSH is een splitsingsproduct van ACTH. Het is het voornaamste hormonale product van de middenkwab van de hypofyse [119].

Alfa-MSH speelt een rol in het metabolisme. Het beperkt o.a. de eetlustremmende werking van het hormoon leptine (waarover later meer). Een grotere aanmaak van alfa-MSH als de dagen korter worden, is waarschijnlijk een overlevingsmechanisme om vetvoorraden aan te leggen als voorbereiding op voedselschaarste in de winter [231]. We zien bijna alle paarden dikker worden in aanloop naar de winter.

> **Metabolisme**
> De processen die plaatsvinden in cellen voor het in stand houden, de afbraak en opbouw van weefsel en de productie van energie.

Hoewel alfa-MSH een sterk ontstekingsremmende werking heeft, kan het ook een verhoogde pijngevoeligheid veroorzaken.

Alfa-MSH versterkt de werking van ACTH tot wel zes keer [53]. De kleine hoeveelheid ACTH die uit de middenkwab in het bloed terechtkomt, kan zo dus bij PPID-ers een relatief sterk effect hebben [228].

CLIP

Deze afkorting staat voor *Corticotropin-Like Intermediate lobe Peptide*. Dit hormoon wordt ook uit ACTH afgesplitst. Er is nog weinig bekend over zijn functie. We weten dat het bij ratten de alvleesklier stimuleert tot het produceren van insuline [63, 106]. Of dit bij paarden ook zo is, is nog onbekend. Over insuline gaan we het later in het boek uitgebreid hebben.

Beta-endorfine

Beta-endorfine is wel een splitsingsproduct van POMC, maar wordt niet uit ACTH gemaakt. Het wordt via één tussenstap uit POMC 'geknipt' (zie schema op de vorige pagina).

Beta-endorfine is een krachtige, lichaamseigen opium-achtige stof die pijnstillend en ontstekingsremmend werkt. Bij PPID-paarden blijkt de opioïde werking van beta-endorfine nog sterker te zijn dan bij gezonde paarden [105].

Net als alfa-MSH kan beta-endorfine de werking van ACTH met een factor zes versterken [15].

BIJNIEREN

De bijnieren zijn kleine hormoonklieren die op de nieren liggen. Zij geven verschillende hormonen af. Deze heten bijnierhormonen. In het kader van PPID kijken we vooral naar cortisol.

Bijnierhormonen worden nog onderverdeeld in bijnierschors- en bijniermerghormonen, afhankelijk van het deel van de bijnieren waar zij geproduceerd worden.

Cortisol heeft verschillende functies in het lichaam, waarvan we er een paar in dit boek gaan bespreken. Een belangrijke functie die we hier alvast noemen, is het remmend effect dat cortisol heeft op de hormoonafgifte door de voorkwab van de hypofyse. Op de middenkwab heeft cortisol dat effect niet. Deze wordt alleen geremd door dopamine vanuit de hypothalamus.

Androgenen (mannelijke geslachtshormonen) en adrenaline zijn bijnierhormonen die ook kort aan bod komen.

SAMENVATTING

De hypothalamus is een hormoonklier in de hersenen. Zenuwcellen van de hypothalamus scheiden dopamine af. Hiermee wordt werking van de middenkwab van de hypofyse geremd.

De hypofyse is ook een hormoonklier. Hij maakt de hormonen ACTH, alfa-MSH, CLIP en beta-endorfine. Deze worden samen melanocortines genoemd. Dopamine houdt bij een gezond paard de productie van melanocortines in toom.

De bijnieren zijn hormoonklieren die o.a. cortisol maken. Cortisol remt o.a. de werking van de voorkwab van de hypofyse.

BESCHRIJVING

De termen PPID, ziekte van Cushing en syndroom van Cushing worden vaak door elkaar gehaald of als synoniem gebruikt. Toch zijn het drie verschillende problemen. We zullen kort de ziekte en het syndroom van Cushing bespreken, waarna we in PPID duiken.

ZIEKTE VAN CUSHING

In 1912 is deze ziekte door de Amerikaanse neurochirurg Harvey Williams Cushing beschreven bij een mens. Bij de ziekte van Cushing is er een klierweefselgezwel (adenoom) in de voorkwab van de hypofyse. Dit deel van de hypofyse scheidt hierdoor te veel ACTH af. Dit zorgt voor overactiviteit en vergroting van de bijnieren, waardoor deze te veel cortisol gaan afgeven.

De klinische verschijnselen van de ziekte van Cushing zijn vooral het gevolg van de verhoogde cortisolspiegel (hypercortisolemie). In tegenstelling tot bij honden en mensen komt deze ziekte bij paarden zo goed als niet voor.

SYNDROOM VAN CUSHING

In 1943 beschreef de Amerikaanse endocrinoloog Fuller Albright het syndroom van Cushing. Het is een overkoepelende term voor alle klachten die veroorzaakt worden door een chronisch overschot aan cortisol in het bloed. Dit laatste kán het gevolg zijn van de ziekte van Cushing – wat bij paarden dus niet voor de hand ligt – , maar langdurig medicinaal gebruik van synthetische corticosteroïden veroorzaakt ook hypercortisolemie.

Een kwaadaardige tumor, een adenoom of andere afwijking aan de bijnieren kan ook de oorzaak zijn, al is dit zeldzaam [97].

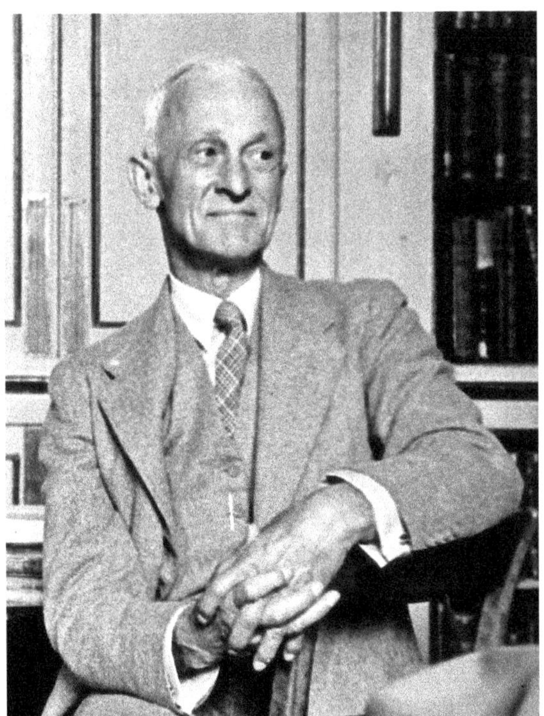

Harvey Williams Cushing

PPID

Bij PPID is er in de meeste gevallen géén sprake van hypercortisolemie (kenmerkend voor het syndroom van Cushing). Het probleem bevindt zich níet in de voorkwab van de hypofyse (kenmerkend voor de ziekte van Cushing), maar in de middenkwab. Om deze twee belangrijke verschillen heeft men in de wetenschappelijke wereld al lange tijd geleden besloten dat de aandoening een eigen naam moest hebben: PPID.

De afkorting PPID staat voor *Pituitary Pars Intermedia Dysfunction*:
- *Pituitary* (voluit: pituitary gland) is de Engelstalige benaming voor hypofyse,
- *Pars intermedia* is de Latijnse benaming voor middenkwab,
- *Dysfunction* is Engels voor dysfunctie, ofwel verstoring van de normale functie.

NEURODEGENERATIE OF ENDOCRINOPATHIE?

PPID wordt vaak als endocrinopathie besproken. Een endocrinopathie is een ziekte veroorzaakt door de verkeerde werking van hormoonklieren. Dat die klieren bij PPID niet goed werken, komt in eerste instantie doordat er iets mis is met de zenuwen die van de hypothalamus naar de hypofyse lopen. Die worden langzaam maar zeker afgebroken. PPID is daarmee in de eerste plaats een neurodegeneratieve aandoening (neuron = zenuwcel, degeneratie = achteruitgang, afbraak). Ter vergelijking: bij de ziekte van Cushing is er van zenuwafbraak geen sprake. Ondanks deze verduidelijking zul je in dit boek toch niet minder dan twintig hormonen voorbij zien komen. De totale hormonale ontregeling is uiteindelijk waar het paard last van heeft.

DEFINITIE

PPID is een neurodegeneratieve aandoening van dopamine-producerende zenuwen van de hypothalamus, die leidt tot verlies van dopaminerge remming van de middenkwab van de hypofyse, een chronische overproductie van POMC en de daarvan afgeleide hormonen (en vergroting van hun biologische activiteit), welke betrokken zijn bij de ontwikkeling van klinische verschijnselen van de aandoening. Hypofysevergroting kan in een laat stadium van de ziekte tot neurologische problemen leiden.

> **DOPAMINERG**
> Dat wat dopamine vrijmaakt, activeert of erdoor beïnvloed wordt.

Simpeler gezegd is het probleem bij PPID dat er te lang, te veel melanocortines in de bloedbaan circuleren en dat de hypofyse kan opzwellen. Dit veroorzaakt de problemen die het paard tot last zijn.

FYSIOLOGIE, PATHOLOGIE EN PATHOFYSIOLOGIE

Fysiologie is de wetenschap die zich bezighoudt met de mechanismen van het functioneren van levende wezens. De pathologie en pathofysiologie kijken naar waar het misgaat met deze mechanismen, waarbij de pathofysiologie specifiek kijkt naar cellen, weefsels, organen en dergelijke.

DOPAMINE, POMC EN MELANOCORTINES

Bij paarden met PPID neemt de hoeveelheid van de dopamine-producerende zenuwen in de hypothalamus langzaam af. Er wordt hierdoor minder dopamine geproduceerd, met onvoldoende remming van de middenkwab van de hypofyse als gevolg. Door dit gebrek aan remming wordt er te veel van de 'grondstof' POMC geproduceerd en daardoor te veel van de afgeleide hormonen: de melanocortines ACTH, alfa-MSH, CLIP en beta-endorfine.

Dopamine remt zowel de omzetting van POMC in ACTH als de omzetting van ACTH in alfa-MSH en CLIP. Neemt de dopaminerge remming af, dan wordt er meer ACTH uit POMC gevormd. Het grootste deel hiervan wordt gelijk verwerkt tot alfa-MSH en CLIP. Deze twee hormonen nemen daardoor als eerste toe. Het eerste proces (POMC > ACTH) wordt normaal gesproken sterker geremd dan het tweede (ACTH > alfa-MSH, CLIP). Door het gebrek aan remming neemt de hoeveelheid ACTH sterker toe dan nog bijtijds verder verwerkt kan worden tot alfa-MSH en CLIP. Nu zien we een ACTH-overschot ontstaan [117].

PPID-ers hebben tot zesmaal minder dopamine-producerende zenuwuiteinden in de middenkwab [177]. De hoeveelheid dopamine in de middenkwab van paarden met PPID is achtmaal lager dan bij gezonde paarden van dezelfde leeftijd [105]. Een andere aanwijzing voor een verminderde dopamineproductie is dat er bij autopsie tot negen keer minder afbraakproducten (metabolieten) van dopamine gevonden worden in de hypofyse van PPID-paarden in vergelijking met gezonde leeftijdsgenoten [105].

CORTISOL

Het bijnierschorshormoon cortisol remt weliswaar de afgifte van ACTH (ook 'negatieve terugkoppeling' genoemd), maar alleen in de voorkwab van de hypofyse en niet in de middenkwab. Deze laatste staat, zoals je nu weet, onder controle van de hypothalamus.

Hoewel er bij ratten ook cortisolreceptoren in de middenkwab van de hypofyse zitten, hebben we deze bij paarden alleen in de voorkwab gevonden [134].

Ook al heeft de ACTH uit de middenkwab wel effect op de cortisolproductie door de bijnieren, maakt de middenkwab feitelijk geen deel uit van de hypothalamus-hypofyse-bijnier-as, omdat het buiten de negatieve terugkoppelingsmechanismen daarvan functioneert [198].

> **HYPOTHALAMUS-HYPOFYSE-BIJNIER-AS**
>
> Het geheel van directe hormonale invloeden tussen de hypothalamus, hypofyse en bijnieren.

Bij mensen en honden met de ziekte van Cushing is er als gevolg van te veel ACTH vaak sprake van overactieve en vergrote bijnieren. Bij paarden met PPID komt dit maar bij één op de vijf gevallen voor [117, 130, 203]. Ook de cortisolspiegel van het bloed blijft hierdoor meestal binnen aanvaardbare grenzen [59, 229]. Een verklaring voor deze twee bevindingen kan zijn dat de ACTH die de middenkwab afgeeft een minder sterke hormonale werking (ook: biologische activiteit) heeft dan de ACTH die uit de voorkwab komt [16, 17, 25].

CORTISOLDYSREGULATIE

Toch moeten we ons niet blindstaren op cortisolspiegels. Andere afwijkingen in het cortisolmetabolisme kunnen ook een rol spelen. We noemen dit cortisoldysregulatie. We zullen daar nu naar gaan kijken.

ONGEBONDEN CORTISOL

Ongebonden cortisol, ook vrije cortisol genoemd, is biologisch actief cortisol dat niet aan een eiwit (cortisolbindend globuline/CBG en albumine) gebonden is. Alleen dit ongebonden cortisol kan zich vrij in weefsels verspreiden, waar het receptoren kan activeren. Bij gezonde paarden is ongeveer 10% van het cortisol in het bloed ongebonden [62].

Onderzoekers hebben in 2016 paarden met PPID of EMS/insulinedysregulatie vergeleken met gezonde paarden. De totale cortisolspiegel bij alle paarden was vergelijkbaar [62]. Bij paarden met overgewicht die verder gezond waren, werd meer ongebonden cortisol in het bloed gevonden. Pony's met EMS hadden meer ongebonden cortisol dan paarden met deze aandoening. De onderzoekers denken dat het meten van ongebonden in plaats van de totale cortisolconcentratie nauwkeuriger zou zijn. De hoge ongebonden cortisolconcentraties zouden bepaalde klinische verschijnselen kunnen verklaren.

GLUCOCORTICOÏDEN

Een ander onderzoek zag andere glucocorticoïden dan cortisol (o.a. cortison en corticosteron) toenemen nadat gezonde paarden ACTH toegediend hadden gekregen [206]. Dit zou een aanwijzing kunnen zijn dat we te veel aandacht geven aan cortisol alléén.

WEEFSELSPECIFIEK CORTISOLMETABOLISME

Een onderzoek uit 2018 zet vraagtekens bij de theorie over de verminderde biologische activiteit van ACTH uit de middenkwab. De onderzoekers komen met een andere theorie. Zij zagen dat enzymen die betrokken zijn bij het zogeheten weefselspecifiek cortisolmetabolisme ontregeld waren. Deze ontregeling verandert wel de blootstelling van weefsel aan glucocorticoïden, maar dit zie je niet terug in de cortisolmetingen in het bloed [59].

Van onderzoek op ratten en mensen weten we dat een bepaald enzym (11-b-HSD1) in vetweefsel het biologisch inactieve cortison kan omzetten in biologisch actief cortisol [166, 182]. Dit zou eveneens bepaalde klinische verschijnselen kunnen verklaren die normaal gesproken door verhoogde cortisolspiegels in het bloed worden veroorzaakt.

De relatieve hoeveelheid glucocorticoïden in vetweefsel is bij paarden bijna vier keer zo groot als bij mensen. Ook de verhouding tussen de hoeveelheid cortisol in het vetweefsel en in het bloed is groter. Toename van de hoeveelheid lichaamsvet zou dus een groter effect op het cortisolmetabolisme kunnen hebben dan zoals we het kennen bij mensen [59].

CORTISOLMETABOLIETEN

Bij het onderzoek uit 2018 werd verder een viervoudig verhoogde uitscheiding van afbraakproducten van cortisol (cortisolmetabolieten) in de urine van PPID-paarden gevonden [59]. Dit zou wijzen op een verhoogd cortisolmetabolisme en cortisolklaring (verwijdering van cortisol uit het lichaam), wat een aanwijzing zou zijn voor een verhoogde cortisolproductie. Het is logisch om te veronderstellen dat de totale hoeveelheid cortisol bij een hogere afbraak alleen gelijk kan blijven als daar een verhoogde productie aan voorafgaat. De onderzoekers suggereren echter dat het tegenovergestelde het geval kan zijn. De verhoogde cortisolproductie zou een reactie van het lichaam kunnen zijn om te compenseren voor de verhoogde cortisolklaring.

Een ander onderzoek vond bij paarden met obesitas een drievoudige toename in de uitscheiding van cortisolmetabolieten zonder een verandering in de hoeveelheid cortisol in het bloed [20].

HYPOFYSEVERGROTING

Door celvergroting (hypertrofie) en celvermeerdering (hyperplasie) zwelt de middenkwab van de hypofyse op, waardoor de hele hypofyse groter wordt. (hypofysevergroting). In een later stadium kunnen zich één of meer klierweefselgezwellen (adenomen) vormen. Dit is een gevolg van het gebrek aan remming. De cellen van de middenkwab doen namelijk wat ze moeten doen, totdat ze geremd worden. Worden ze niet geremd, dan gaan ze vergroten en vermeerderen om meer te kunnen produceren.

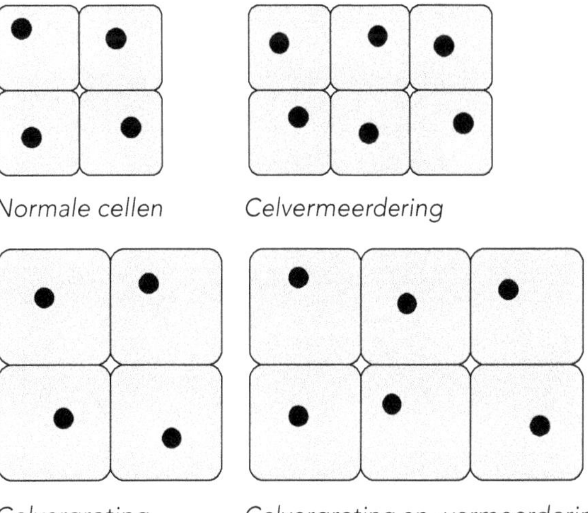

Schematische weergave van hypofysevergroting

Bij post-mortemonderzoek werden bij bijna zeven van de tien paarden macro-adenomen gevonden (zie kadertekst 'Histologische classificatie') die groter dan één centimeter in doorsnee waren [254]. Uit een ander onderzoek bleek dat de hypofyse van paarden met gevorderde PPID tot driemaal zo zwaar was als een gezonde hypofyse [145].

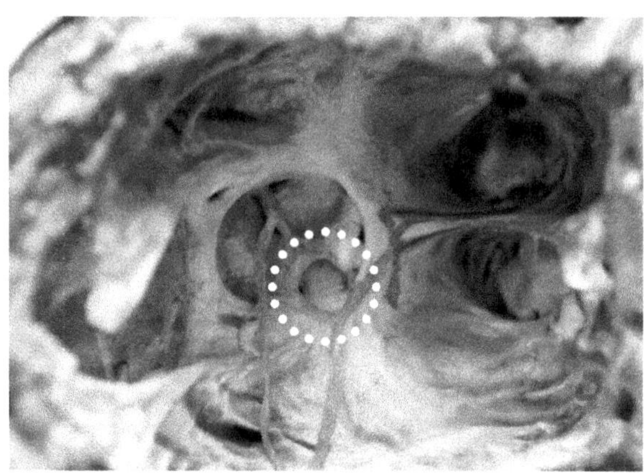

Gezonde hypofyse

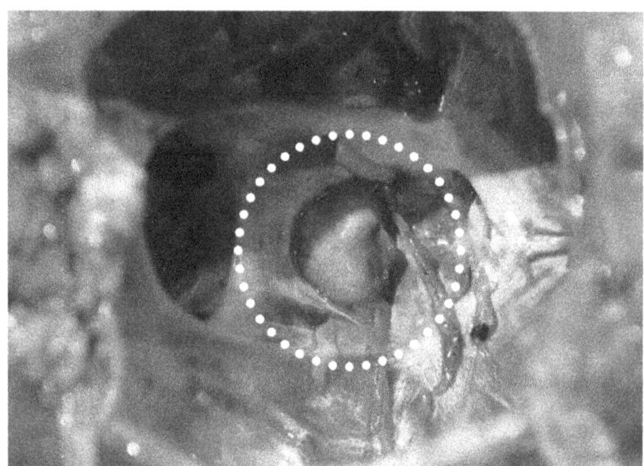

Hypofyse, graad 5

(foto's: Zefanja Vermeulen)

HISTOLOGISCHE CLASSIFICATIE

In de wetenschap wordt een gradatiesysteem gebruikt om de staat van de middenkwab van de hypofyse bij PPID-paarden te classificeren:

- Graad 1. Normaal
- Graad 2. Matige hypertrofie/hyperplasie op één of meerdere plaatsen in de middenkwab
- Graad 3. Hyperplasie van de hele middenkwab
- Graad 4. Als graad 3, met minstens één micro-adenoom (1-5 mm in diameter)
- Graad 5. Als graad 4, met minstens één macro-adenoom (meer dan 5 mm in diameter)

Graad 2 wordt nog gezien als passend bij het normale verouderingsproces. Deze paarden hebben meestal geen klinische verschijnselen en geen afwijkende hormoonspiegels.

Graad 3, 4 en 5 passen respectievelijk bij gering, matig en sterk gevorderde PPID. Het aantal en de ernst van de klinische verschijnselen neemt per graad toe, net als de veranderingen in het bloedbeeld. Bij graad 5 is er geen paard meer dat ontsnapt aan de diagnose PPID.

Adenomen in de middenkwab hebben hun eigen benaming: Pars Intermedia Pituitary Adenoma (PIPA).

De druk die de vergrote hypofyse uitoefent op omliggende hersenweefsels veroorzaakt ook een deel van de ziekteverschijnselen van PPID. Verderop in dit hoofdstuk bespreken we deze neurologische problemen.

De hypothalamus kan ook onder druk van de hypofyse komen te staan. Binnen de hypofyse gaat hetzelfde op voor de voor- en achterkwab, die in de verdrukking komen als de middenkwab meer plaats opeist.

Sommige mensen beschouwen een adenoom als kankergezwel. Dit is niet terecht, aangezien de adenoomcellen niet snel delen en niet uitzaaien.

Bij een onderzoek uit 1997 werden tijdens autopsie bij een aantal paarden adenomen en een vergrote hypofyse gevonden (graad 4), zonder dat die paarden klinische verschijnselen van PPID hadden vertoond [146]. De vergrote hypofyse zou verklaard kunnen worden doordat de grootte van de hypofyse onderhevig is aan seizoensgebonden variatie. Een onderzoek uit 2011 liet zien dat de middenkwab – en daardoor de hele hypofyse – in de herfst groter is in vergelijking met de niet-herfstmaanden [74].

KLINISCHE VERSCHIJNSELEN

PPID is zelf geen pijnlijke aandoening. Het zijn de klinische verschijnselen en complicaties die voor pijn en ongemak zorgen. Hoe beter je de ontwikkeling van de klinische verschijnselen in de gaten houdt en ze behandelt, hoe hoger de kwaliteit van leven van je paard zal zijn. Een klinisch verschijnsel dat er eerder nog niet was en zich opeens aandient, is een aanwijzing dat de PPID een stapje erger is geworden. Opnieuw bloed laten prikken en zo nodig de medicatie bijstellen, is een goed idee. Verderop in dit boek lees je alles over bloedonderzoek en medicatie.

Maak regelmatig foto's van je paard en schrijf veranderingen in de gezondheid, conditie, uiterlijk en gedrag van je paard in een logboekje.

Het wordt steeds duidelijker dat paarden met PPID een hele reeks klinische problemen kunnen hebben. We weten nu ook dat de ziekte in het begin vaak weinig of heel subtiele ziekteverschijnselen laat zien. Het heeft even geduurd voordat het zover was, omdat de uitkomsten van wetenschappelijk onderzoek vaak gebaseerd zijn op kleine aantallen paarden, waarbij de ziekte al vergevorderd was. Daarnaast kunnen we de ziekte, om ethische redenen, niet experimenteel veroorzaken.

Het feit dat PPID-ers vaak paarden op leeftijd zijn, met allerlei andere kwalen en ouderdomsgebreken, heeft het vormen van het hele plaatje ook vertraagd. Laten we nu kijken naar wat we weten over hoe PPID zich kan manifesteren.

Hypertrichose (een vorm van overbeharing), hoefbevangenheid en verminderde bespiering van de rug, schoft, schouders en billen zijn de drie meest voorkomende klinische verschijnselen van PPID, gevolgd door gedragsverandering en gewichtsverlies [102].

Deze verschijnselen zijn niet-specifiek voor PPID (al komt hypertrichose het dichtst in de buurt van een uitzondering hierop). Dit wil zeggen dat ze ook een andere oorzaak dan PPID kunnen hebben. Uiteraard houdt je dierenarts hier rekening mee. Hij kijkt naar het hele klinisch beeld. Dit kan trouwens flink variëren tussen individuele dieren. Voor een deel is dit te verklaren door verschillen in de samenstelling van het geheel aan melanocortines en hun biologische activiteit, de tijd van het jaar, de mate waarin de bijnieren betrokken zijn bij de ziekte, het al of niet aanwezig zijn van EMS/insuline-dysregulatie (waar we het straks uitgebreid over gaan hebben) en de leeftijd van het paard [197].

Seizoensgebonden stijging

Veel, zo niet alle hormoongerelateerde klinische verschijnselen volgen in meer of mindere mate de stijging in het najaar van ACTH, de daarvan afgesplitste hormonen (alfa-MSH, CLIP) en waarschijnlijk beta-endorfine.

Ook als je paard het medicijn pergolide krijgt, is hij nog steeds gevoelig voor de hormonale effecten van deze seizoensgebonden stijging. Klinische verschijnselen kunnen in het najaar opeens in milde mate terugkomen.

Vachtveranderingen

Deze eigenschap van PPID zie je als eigenaar beter en eerder dan de dierenarts, doordat jij je paard elke dag ziet. Door de eigenaar zelf gesignaleerde veranderingen in de vacht hebben een grotere voorspellende waarde dan hypertrichose (krullenvacht) die door de dierenarts wordt vastgesteld [214]. Noem dit daarom als hij langskomt voor de diagnose; zeker als je paard niet zo lang geleden geschoren is. De dierenarts kan immers niet weten hoe de ongeschoren versie van je paard eruitzag.

We weten nog steeds niet precies wat de oorzaak is van de vachtveranderingen. Er werd lang gedacht dat het de druk is die de vergrote hypofyse uitoefent op het warmteregulerende deel van de hypothalamus. Alfa-MSH, cortisol, melatonine, testosteron en prolactine zijn ook aangewezen als de hormonale boosdoeners. Overtuigend wetenschappelijk bewijs voor deze verklaringen is er nog niet. Aangezien vachtveranderingen bij merries en ruinen net zo vaak voorkomen als bij hengsten, kunnen we testosteron al wegstrepen.

MOEIZAAM UITHAREN, VACHTVERKLEURINGEN

Verlate of onregelmatige rui (uitharen) en vachtverkleuringen zijn vaak de eerste tekenen van vachtveranderingen die je bij je paard ziet. Bij rustieke rassen, die doorgaans een flinke wintervacht hebben, valt het eerder op dat het uitharen moeizamer gaat. Vachtverkleuringen zie je sneller bij paarden met een donkere vacht. Waar vachtverkleuringen een voorbode zijn, zijn problemen met uitharen al eigenschappen van hypertrichose. Het is een van de klinische verschijnselen die door paardeneigenaren vaak verkeerd geïnterpreteerd wordt als een normaal teken van veroudering.

HYPERTRICHOSE

Bij hypertrichose zien we een abnormale dikke, krullende en lange beharing. Zoals gezegd weten we nog niet wat de oorzaak is. Wat we wel weten, is dat het een gevolg is van een verstoring van de groeicyclus van het haar. De haarzakjes blijven te lang of zelfs permanent in de groeifase steken [31].

Hypertrichose is het meest specifieke klinische verschijnsel van PPID. Het is bij bijna 70% van de PPID-ers aanwezig [102].

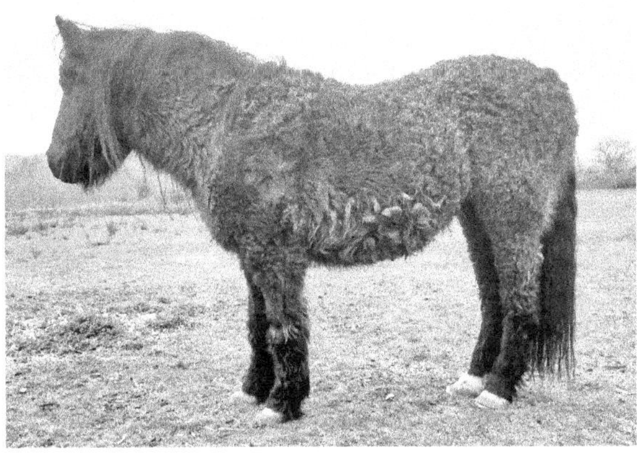

Vergevorderde hypertrichose

Hypertrichose begint meestal onder de kaak, de onderzijde van de hals, de benen en achter de ellebogen. De vacht kan doffer lijken en grover of dikker aanvoelen dan normaal. Later breidt het zich uit naar de rest van het lichaam. Bij rassen met een dunne vacht gebeurt dit laatste niet altijd, waardoor het langer kan duren voordat je doorhebt dat ze met hypertrichose te maken hebben.

Bij ezels – en dan met name bij de langharige rassen – vallen vachtveranderingen minder snel op. Dit komt doordat zij een langere en dikkere vacht hebben dan paarden. Bovendien duurt het uitharen bij ezels in het voorjaar langer dan bij paarden. Zelfs in de zomer zien we soms nog restjes wintervacht.

HYPERTRICHOSE OF HIRSUTISME?

In de menselijke geneeskunde wordt onderscheid gemaakt tussen hypertrichose en hirsutisme. Beide termen beschrijven overbeharing. Toch is het niet hetzelfde. Hypertrichose is haargroei die sterker is dan je zou verwachten, op plaatsen waar normaal gesproken al wel haar groeit. Bij hirsutisme groeit er haar op plaatsen waar dat normaal gesproken niet of nauwelijks het geval is. De 'vrouw met de baard' die vroeger op kermissen tentoongesteld werd, is er een verdrietig voorbeeld van.

De oorzaak van hypertrichose bij mensen is meestal erfelijk of het gevolg van medicijngebruik. De oorzaak van hirsutisme is vooral hormonaal. Met name te veel mannelijke hormonen (androgenen) of haarzakjes die overgevoelig zijn voor deze hormonen. Vrouwen met de ziekte van Cushing kunnen met dit klinische verschijnsel te maken krijgen.

Aangezien er in de diergeneeskunde jarenlang geen onderscheid werd gemaakt tussen de ziekte van Cushing en PPID, gebruikte men ook bij PPID de term hirsutisme. Tegenwoordig zeggen we hypertrichose als we het over overbeharing bij PPID-ers hebben.

HYPER- OF HYPOHIDROSE

Hyperhidrose is overmatig zweten. Bij PPID-paarden is dat vooral op de nek en schouders. Net als bij de vachtveranderingen is de wetenschap er nog niet uit waardoor hyperhidrose precies veroorzaakt wordt. Het zou deels een reactie op de lange vacht kunnen zijn. Toch zijn er paarden die doorgaan met zweten na geschoren te zijn of die zweten bij een lage omgevingstemperatuur.

Het zou ook een gevolg kunnen zijn van de vergrote hypofyse die op de hypothalamus drukt. Een verhoogde beta-endorfinespiegel in het bloed wordt ook onderzocht als een mogelijke oorzaak.

Bij hypohidrose zweet het paard juist te weinig. Het paard kan warmte daardoor niet goed af voeren. Dit kan leiden tot een verhoogde lichaamstemperatuur en een verhoogde hartslag en ademhalingsfrequentie. Met name in de zomer is dit een probleem.

POLYURIE EN POLYDIPSIE

Een groot deel van de paarden met PPID heeft te maken met insulinedysregulatie (afwijkingen in het insulinemetabolisme). Een van de gevolgen hiervan is een verhoogde glucosespiegel in het bloed (hyperglykemie). Een deel van de glucose komt in de urine terecht. Dit wordt glycosurie genoemd. Glucose houdt vocht vast, waardoor het paard meer gaat urineren (polyurie) en als gevolg meer gaat drinken (polydipsie).

De verhoogde cortisolspiegel die we in het bloed van paarden met PPID kunnen aantreffen, is een tweede mogelijke oorzaak van polyurie. Cortisol heeft een remmend effect op het hormoon ADH (*Antidiuretisch Hormoon*). Dit hormoon stimuleert wateropname door de nieren en moet er zo voor zorgen dat er minder water in de urine terechtkomt. Remming van ADH betekent dus dat er meer water in de urine terecht komt. Verder wordt er al minder ADH aangemaakt. Dit komt doordat de vergrote middenkwab van de hypofyse drukt op het deel van de achterkwab waar ADH opgeslagen wordt en van waaruit het in de bloedbaan terechtkomt [207].

Met 30% is de combinatie van polyurie en polydipsie een belangrijk klinisch verschijnsel bij paarden met PPID en EMS/insulinedysregulatie [117]. Bij ezels komen polyurie en polydipsie minder vaak voor dan bij paarden en pony's.

> **EMS**
> Equine Metabool Syndroom.
> Een verzameling met elkaar samenhangende stofwisselingsproblemen.
>
> **INSULINEDYSREGULATIE (ID)**
> Overkoepelende term voor afwijkingen in het insulinemetabolisme.

Bij opgestalde paarden valt polyurie eerder op doordat de stal sneller vies wordt. Bij paarden in het weiland, waar je als eigenaar zelf het water moet bijvullen, zie je polydipsie eerder doordat je dit veel vaker moet doen. De waterconsumptie kan makkelijk verdubbelen.

ADIPOSITAS

Adipositas is een vorm van overgewicht waarbij er sprake is van een afwijkende vetverdeling over het lichaam. Vooral vetbulten boven de ogen treffen we vaak aan bij PPID-paarden. Bij oudere, gezonde paarden valt het hier juist vaak in. Onder het onderste ooglid kan zich ook vet ophopen. De ogen zien er gezwollen uit. Eigenaren zeggen dat het paard anders uit zijn ogen lijkt te kijken dan voorheen. Andere plekken waar het vet zich kan opstapelen zijn bovenop de schouders, de romp, de staartinplant, de peniskoker of uier. Adipositas is een element van EMS. De dikke nek die we vaak bij paarden met EMS zien, komt bij PPID-ers zonder deze stofwisselingsstoornis niet vaak voor.

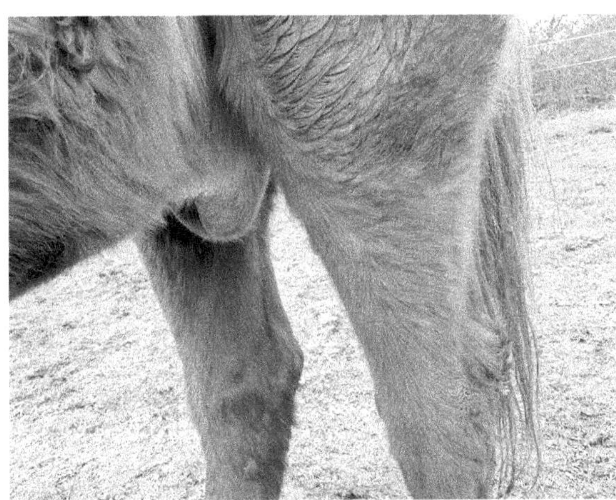

Gezwollen peniskoker door adipositas

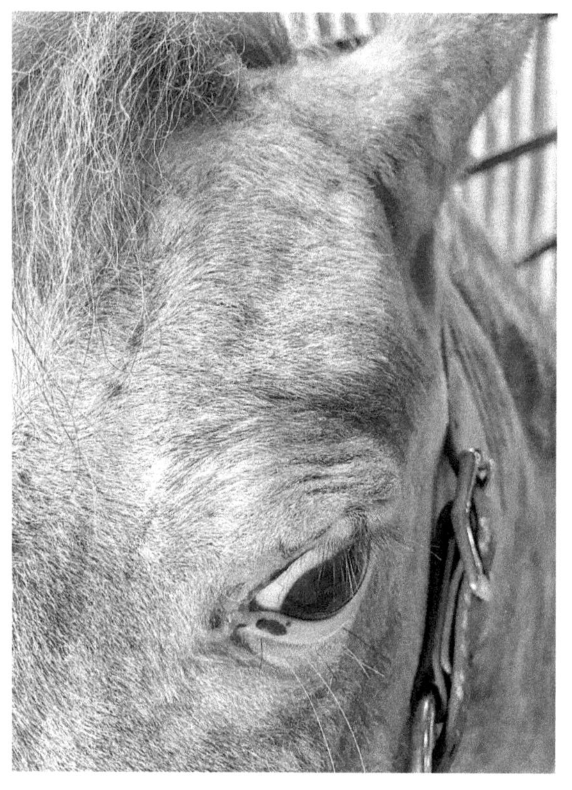

Vetophoping boven de ogen
(foto: Donna Nyland)

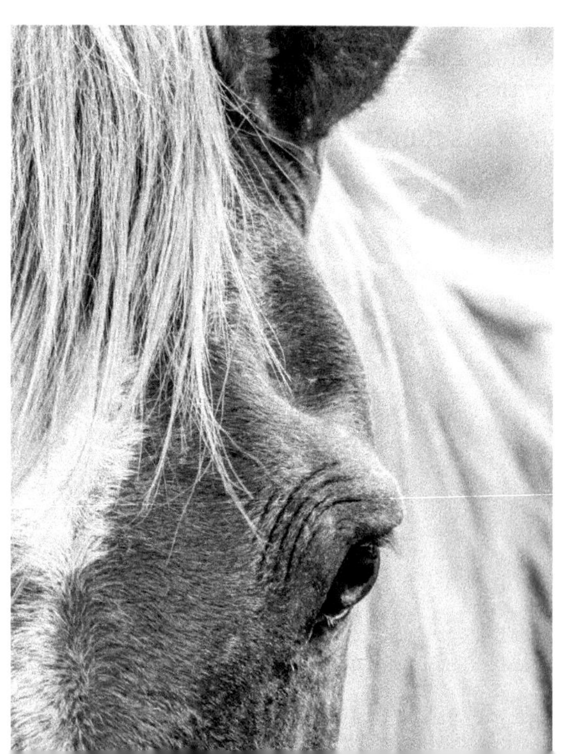

Ingevallen ogen bij een senior zonder adipositas
(foto: Rodolfo Quirós)

Eerder heb je gelezen dat alfa-MSH verantwoordelijk is voor een verhoogde vetopslag in aanloop naar de winter. Dit overlevingsmechanisme wordt daarom gelinkt aan adipositas (en obesitas) bij PPID-ers met of zonder EMS/insulinedysregulatie.

GEWICHTSVERLIES

Gebitsproblemen kunnen leiden tot pijn bij het kauwen en propvorming. Paarden krijgen hierdoor minder voedsel binnen, wat weer bijdraagt aan gewichtsverlies. Naast gewichtsverlies door minder lichaamsvet, gaan PPID-paarden ook minder wegen als gevolg van spierverlies (spieratrofie). Gebitsproblemen en spierverlies komen verderop aan bod.

TOEGENOMEN EETLUST

Ondanks gewichtsverlies is de eetlust bij PPID-paarden meestal normaal. Bij sommige paarden is er sprake van toegenomen eetlust. Als dit extreme vormen aanneemt, noemen we het hyperfagie. De toegenomen eetlust zou een gevolg kunnen zijn van leptineresistentie (zie kadertekst op pag. 43).

GEDRAGSVERANDERING

PPID-ers zijn rustiger; soms op het apathische af. Hun werklust gaat achteruit. Dit wordt inspanningsintolerantie genoemd. Met iets meer dan 40% neemt dit de vierde plek in van meest voorkomende klinische verschijnselen.

Apathie en minder werklust zien we eigenlijk bij elke chronische aandoening. Van paarden met PPID wordt gezegd dat ze ook dociel (overdreven volgzaam) en toleranter voor pijn zijn. Dit wordt toegeschreven aan tot wel 60 keer hogere beta-endorfinespiegels. Endorfines werken in de eerste plaats pijnonderdrukkend. Bij PPID-ers zou de werking (de biologische activiteit) van beta-endorfine ook sterker zijn dan bij gezonde paarden [105, 197].

Het is niet uitgesloten dat de lagere dopamineproductie ook een direct effect heeft op het gedrag. Dopamine speelt een rol in het beloningssysteem van het lichaam. Minder dopamine zou dan voor minder hormonale beloning zorgen en daarmee voor gedragsverandering. Op dit moment is dit met betrekking tot paarden met PPID vooral een veronderstelling.

Sommige klinische verschijnselen en complicaties kunnen ook als op zichzelf staande aandoeningen gezien worden, die voor gedragsverandering zorgen. Zo wordt insulineresistentie in verband gebracht met apathie [117].

Verwar inspanningsintolerantie niet met sluimerende hoefbevangenheid. De lichte pijn die daarmee gepaard kan gaan, ontneemt veel paarden de lust om te bewegen.

VERMINDERDE BESPIERING

Bij bijna de helft van de PPID-ers zien we spierverlies [102]. Dit noemen we ook spieratrofie. De spieren worden dunner en minder krachtig. Eerst lopen de schouders en rug terug in bespiering. Daarna zijn de schoft en billen aan de beurt. In een later stadium zijn het ook de buikspieren die slapper worden. De kenmerkende hangbuik is het gevolg.

Spieratrofie is een gevolg van een verstoring van het evenwicht in de aanmaak en afbraak van eiwitten in de spieren. We weten nog steeds niet exact hoe dit werkt. Glucocorticoïden zijn wel de hoofdverdachten. Ze veroorzaken spieratrofie door eiwitafbraak te versnellen [224]. Bij PPID-paarden zien we een toename van een bepaald enzym (MuRF-1) dat een rol speelt bij de afbraak van eiwitten in spieren [169]. Glucocorticoïden stimuleren dit enzym.

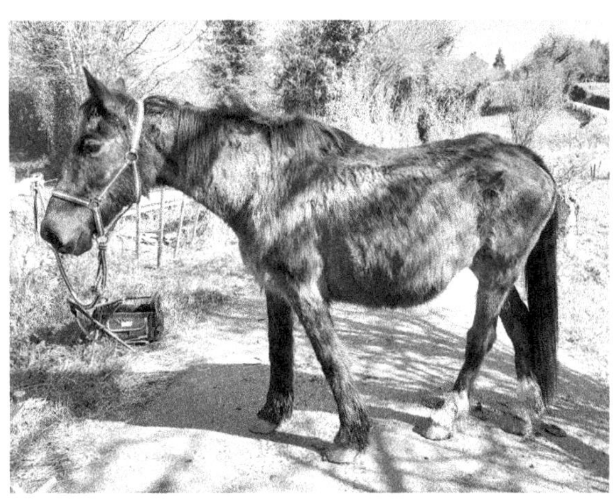

Hangbuik a.g.v. spieratrofie

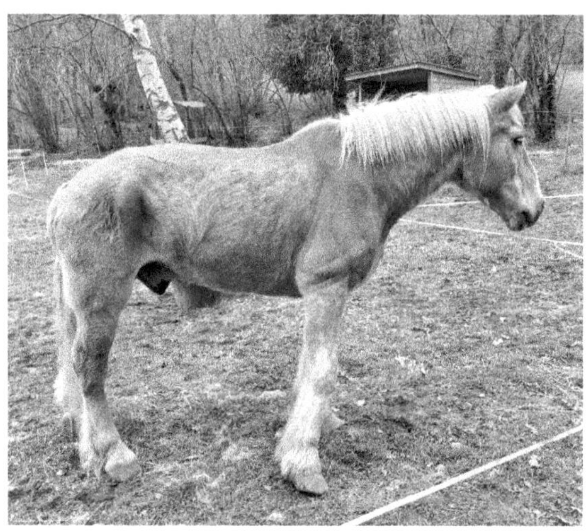

Vergevorderde spieratrofie

Insulineresistentie en chronische ontsteking kunnen ook een rol spelen bij
spierafbraak [233].

Hoewel spierverlies ook een veelvoorkomende eigenschap van veroudering
is, moeten we het toch als belangrijk
klinisch verschijnsel van PPID zien.
Het verschil is dat bij veroudering het
spierverlies geleidelijk gaat, terwijl het
bij PPID veel sneller optreedt.

Afhankelijk van ras, fysieke conditie en
overgewicht kan spierverlies in het begin over het hoofd gezien worden. Een
'klonterig' aanzien van de vetlaag bij te
dikke paarden is een aanwijzing dat de
onderliggende spieren atrofiëren.

Als je je paard nog rijdt, let dan extra
op vermindering van zijn bespiering.
Het is niet eerlijk om van hem te
vragen jou te dragen als hij daar qua
bespiering niet meer toe in staat is.

PEES- EN LIGAMENTSVERZWAKKING

Pezen en ligamenten (peesbanden)
kunnen verzwakken. Met name problemen met de tussenpees (suspensory
ligament) komen vaak voor. Deze zien
we vooral in de achterbenen. Ze leiden
dan vaak tot euthanasie, vanwege de
slechte respons van deze pijnlijke aandoening op pijnstillende medicijnen.

Bij paarden met dit probleem zie je de
kogel te ver doorzakken (hyperextensie). Het is vergelijkbaar met de aantasting (degeneratie) van bindweefsel bij
mensen met de ziekte van Cushing of
na langdurige behandelingen met hoge
doses synthetische corticosteroïden [241].
Bij deze mensen komt een gescheurde
achillespees (ruptuur) vaker voor [239].

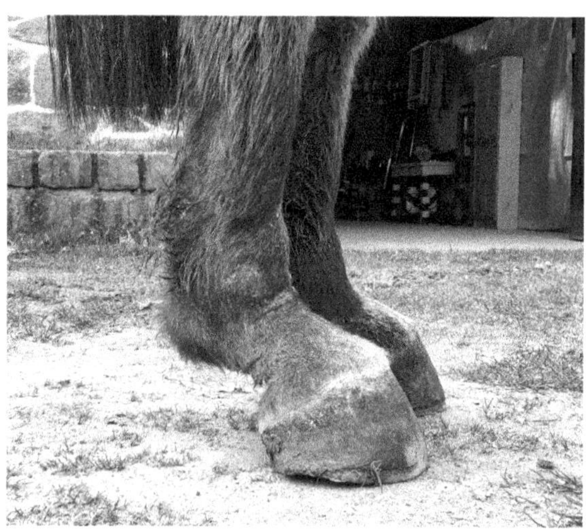

Hyperextensie

We denken dat degeneratie van de tussenpees veroorzaakt wordt door cortisol. Hoewel cortisolconcentraties niet structureel verhoogd zijn bij paarden met PPID, kan degeneratie van pezen en ligamenten ook het gevolg zijn van te veel ongebonden cortisol in het bloed [62] (zie pag. 24). Er zijn ook aanwijzingen dat weefselspecifiek cortisolmetabolisme in de pezen en ligamenten een rol speelt (zie pag. 24) [12].

Er lijkt een verband te bestaan tussen insulinedysregulatie en ESPA (*Equine Systemische Proteoglycan Accumulatie*) bij Peruaanse paso's en hun kruisingen [241]. ESPA is een bindweefselaandoening die bij dit ras vaker voorkomt. Of we dit verband kunnen doortrekken naar andere rassen met insulinedysregulatie is nog een open vraag. Wat wel vaststaat, is dat onder de microscoop opvallende overeenkomsten zichtbaar zijn tussen stukjes weefsel uit de pezen en ligamenten van PPID-ers met doorgezakte koten, paarden met ESPA en mensen met achillespeesrupturen.

OPPORTUNISTISCHE INFECTIES EN WEERSTANDSPROBLEMEN

INFECTIES EN ONTSTEKINGEN

Paarden met PPID zijn vaak wat ouder. Hoge leeftijd gaat gepaard met een lagere afweer. Deze eigenschap van veroudering heet immunosenescentie [147]. De ontstekingsactiviteit in het lichaam neemt met de leeftijd ook toe. Dit noemen we met een Engels woord

'*inflamm-aging*' (inflammation = ontsteking, aging = veroudering). Het is een kenmerk van het verouderingsproces waarbij er o.a. meer ontstekingsbevorderende eiwitten in het bloed komen. Dit kan een laaggradige ontsteking veroorzaken [144].

> **LAAGGRADIGE ONTSTEKING**
> Chronische staat van ontsteking van het lichaam, zonder zichtbare ontstekingsverschijnselen.

Overigens is dit bij gezonde paarden sterker het geval dan bij paarden met PPID [47]. Dit zou verklaard kunnen worden door de ontstekingsremmende werking van alfa-MSH en beta-endorfine [93].

Sommige ontstekingsbevorderende eiwitten (of: pro-inflammatoire cytokines) maken paarden vatbaarder voor bacteriele infecties. Interleukine-8 (IL-8) is daar een voorbeeld van. Bij PPID-paarden zijn de concentraties IL-8 in het bloed verhoogd [47, 78].

Het ontstaan van chronische ontstekingen wordt voor een deel toegeschreven aan insulineresistentie. Aangezien minstens één op de drie PPID-paarden ook insulinedysregulatie en dus insulineresistentie heeft, is dit iets om rekening mee te houden.

> **INSULINERESISTENTIE**
> Toestand waarbij het lichaam niet goed reageert op insuline.

Alfa-MSH, beta-endorfine en cortisol onderdrukken afweerreacties. Hierdoor kan het gebeuren dat infecties en ontstekingen onopgemerkt blijven, terwijl ze wel degelijk aanwezig zijn. Zo worden bij autopsie regelmatig sporen gevonden van chronische longontsteking of blaasontsteking, zonder dat het paard daar bij leven klinische verschijnselen van had getoond [130].

De infecties en ontstekingen die door de dierenarts het vaakst bij PPID-ers worden gevonden zijn regenschurft, mok, bijholteontsteking, oogvliesontsteking, tandvleesontsteking, longontsteking, blaasontsteking, baarmoederontsteking en hoefabcessen.

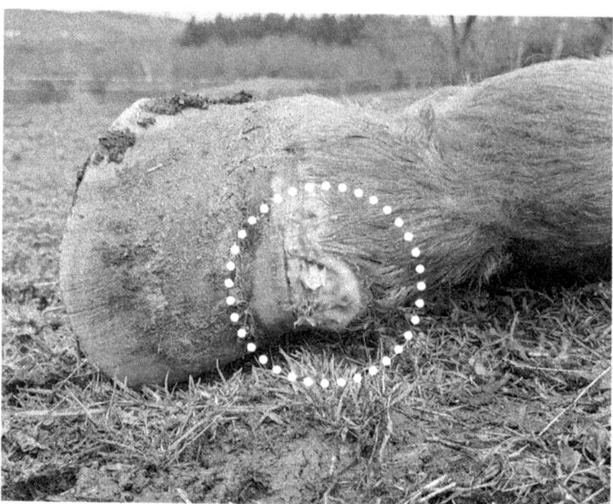

Hoefabces, uitbraak aan de kroonrand

Al in een vroeg stadium van PPID kan het paard last krijgen van ligaments- en pees(schede)ontstekingen. Je hebt een paar bladzijden terug gelezen dat PPID-paarden gevoeliger zijn voor pees- en ligamentsverzwakkingen. Sommige paarden hebben dubbel pech en krijgen beide problemen.

De gifstoffen die vrijkomen bij ontstekingen activeren bloedplaatjes die stolsels in de haarvaten van de hoef vormen, waardoor deze verstopt raken. Daarnaast geven de bloedplaatjes het hormoon serotonine af dat bloedvatvernauwend werkt. Vaatverstopping en vaatvernauwing beperken de doorbloeding van belangrijke weefsels in de hoeven. Dit kan bijdragen aan het ontstaan of verergeren van hoefbevangenheid.

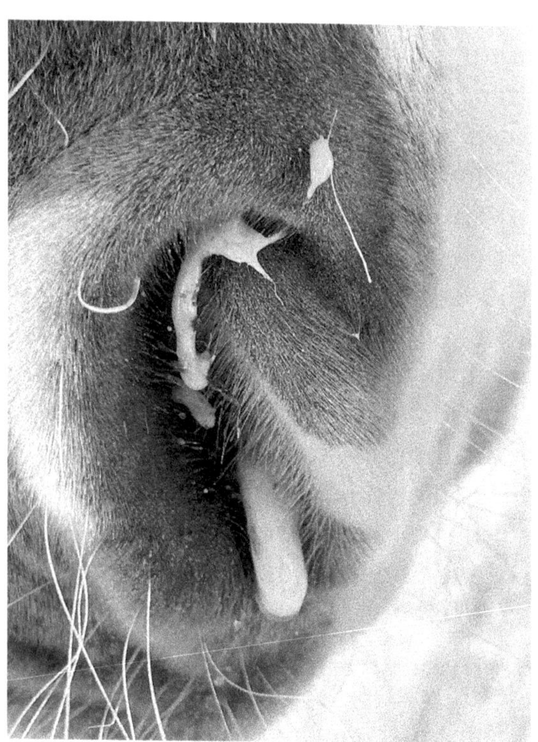

Bijholteontsteking

Hoefbevangenheid veroorzaakt door gifstoffen noemen we SIRS-gerelateerde hoefbevangenheid. Dit is niet hetzelfde als endocrinopathische hoefbevangenheid waar je straks over gaat lezen en die typerend is voor PPID. Ontstekingen kunnen dus via een andere weg bijdragen aan hoefbevangenheid.

Verminderde wondheling
Bij oude paarden in het algemeen en bij PPID-ers in het bijzonder, helen wonden langzamer.

De gevoeligheid van het hoornvlies van het oog is bij sommige paarden met PPID lager [127]. Dit wordt, naast veroudering en de verhoogde hoeveelheid melanocortines in het bloed, in verband gebracht met een verminderde wondheling. Het kan het risico op niet-genezende of terugkerende hoornvlieszweren verhogen.

Vatbaarder voor wormbesmetting, hogere ei-telling in de mest
Paarden met PPID hebben vaak een hoge ei-telling (het aantal eitjes) in de mest. Dit wijst erop dat ze vatbaarder zijn voor wormbesmetting. De besmetting is bij hen vaak ook ernstiger dan bij paarden zonder PPID.

Het is nog niet bekend welk mechanisme verantwoordelijk is voor de verhoogde gevoeligheid voor parasieten bij paarden met PPID. Het ligt voor de hand om de verlaagde weerstand en verhoogde vatbaarheid voor infecties de schuld te geven. Hier moeten we bij opmerken dat een onderzoek uit 2010 het risico niet zag toenemen met enkel een hogere leeftijd [132].

Afwijkende melkgift
Een probleem waar merries mee te maken kunnen krijgen, is afwijkingen in de melkgift. Dit kan zowel melkafscheiding zijn die doorgaat nadat het veulen afgespeend is als melkstuwing bij merries die niet zogen (heksenmelk). Een andere mogelijke oorzaak is een uierontsteking. Zoals je nu weet zijn paarden met PPID vatbaarder voor dit soort problemen.

De oorzaak zou kunnen liggen in te veel van het in de voorkwab (i.c. de tuberale kwab, zie pag. 16) van de hypofyse geproduceerde hormoon prolactine. Hoe PPID de prolactineconcentratie precies beïnvloedt, weten we niet. Wat we wel weten, is dat de afscheiding van prolactine, net als die van melanocortines, geremd wordt door dopamine [58]. Het dopaminetekort bij merries met PPID zou dus kunnen zorgen dat er te veel prolactine wordt geproduceerd [190].

Onregelmatige hengstigheid, onvruchtbaarheid
Als merries ouder worden, hebben ze vaker een onregelmatige cyclus en worden moeilijker of niet meer drachtig. Bij merries met PPID kan dit nog sterker het geval zijn dan bij gezonde, oudere merries.

De oorzaak wordt gezocht in verminderde dopaminerge remming van belangrijke voortplantingshormonen. Zo heeft het eerdergenoemde prolactine een remmende werking op de eisprong (ovulatie). Als prolactine niet voldoende door dopamine in toom gehouden wordt, zal er dus een sterkere ovulatieremming zijn.

Een andere oorzaak zou de verminderde productie van de voortplantingshormonen FSH (*Follikelstimulerend Hormoon*) en LH (*Luteïniserend Hormoon*) kunnen zijn. Dit als gevolg van de remmende werking die bepaalde bijnierschorshormonen (androgenen) erop hebben. In een later stadium daalt de hormoonproductie door de druk die de vergrote middenkwab van de hypofyse uitoefent op de voorkwab, waar deze hormonen geproduceerd worden [104].

Hoewel de meeste onderzoeken laten zien dat de hoeveelheid cortisol in het bloed doorgaans niet te veel toeneemt bij PPID, was dit wel het geval bij een specifiek onderzoek naar de relatie tussen PPID en onvruchtbaarheid bij fokmerries [225]. Cortisol heeft een remmende werking op de voorkwab van de hypofyse.

Er bestaat ook een verband tussen EMS/insulinedysregulatie en voortplantingsproblemen [66]. Zowel obesitas, verhoogde insuline- en leptineconcentraties als ontstekingsbevorderende eiwitten, kunnen bijdragen aan een verminderde vruchtbaarheid bij merries. Aangezien een deel van de PPID-paarden ook EMS/insulinedysregulatie heeft, is dit een factor om rekening mee te houden.

PPID-ers zijn vatbaarder voor ontstekingen, waaronder chronische baarmoederontsteking. Dit kan bijdragen aan onvruchtbaarheid.

GEZWOLLEN PENISKOKER EN OPHOPING VAN SMEGMA

Ook de heren hebben hun specifieke PPID-gerelateerde problemen. Zoals je eerder gelezen hebt, kan lichaamsvet zich in de peniskoker opstapelen. Dit zorgt voor een gezwollen aanzicht van de koker. Een groter probleem is dat door de zwelling smegma (huidsmeer) niet makkelijk weg kan en zich gaat ophopen. Er kunnen zich daardoor harde balletjes smegma vormen. Deze noemen we bonen. In sommige gevallen kunnen bonen de urinewegen blokkeren, met alle nare gevolgen van dien.

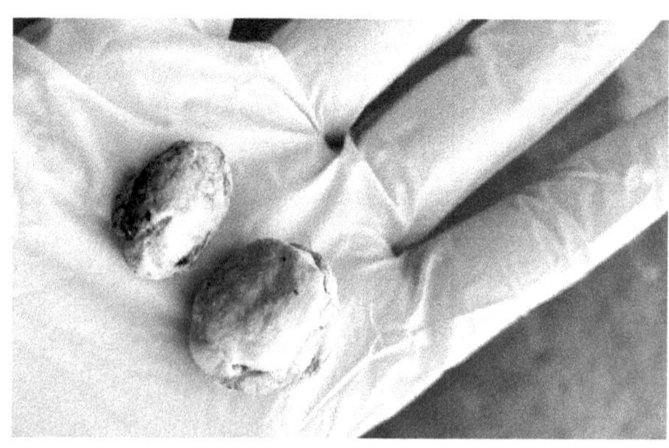

Bonen
(foto: Kady Mauro)

Het smegma dat wel uit de koker komt, is zwart, stinkt en geeft vettige plekken op de binnenkant van de achterbenen. Bij ruinen komt ophoping van smegma vaker voor dan bij hengsten, omdat de penis bij hen minder vaak helemaal uit de koker komt. Als de koker niet regelmatig gereinigd wordt, kan de boel gaan ontsteken.

NEUROLOGISCHE PROBLEMEN

Neurologische problemen treden pas in een gevorderd stadium van PPID op. Dit komt doordat ze het gevolg zijn van het opzwellen van de middenkwab van de hypofyse; een klinisch verschijnsel dat ook pas later optreedt. De hypofyse als geheel wordt er groter door en drukt daardoor op omliggende delen van de hersenen. Dit veroorzaakt problemen zoals blindheid, epileptische aanvallen, narcolepsie (onbedwingbare slaapaanvallen) en ataxie (spierstoring). In het geval van blindheid bijvoorbeeld, drukt de hypofyse op het deel van de hersenen waar de oogzenuwen kruisen: het chiasma opticum. Gelukkig komen deze problemen niet vaak voor, want ze zijn het oudere paard tot grote last.

OSTEOPOROSE

Osteoporose is gevorderde demineralisatie (ontkalking) van botweefsel, waardoor de kwaliteit van het bot achteruitgaat. De kans op botbreuken neemt toe. Osteoporose komt bij oudere paarden al vaker voor, maar kan daarnaast ook als complicatie optreden bij PPID. De oorzaak wordt in cortisol gezocht.

Er zijn cijfers bekend waaruit blijkt dat er bovengemiddeld veel PPID-paarden geëuthanaseerd worden om bekken-, rib-, kaak- en hoefbeenfracturen [203].

Een ander probleem is dat het oppervlak van het hoefbeen kleiner wordt als gevolg van osteoporose. Hierdoor wordt het hechtingsvlak tussen het hoefbeen en de hoefwand kleiner, wat hoefbevangenheid kan verergeren.

GEBITSPROBLEMEN/EOTRH

De afkorting EOTRH staat voor *Equine Odontoclastic Tooth Resorption and Hypercementosis*.

- *Equine* verwijst naar paarden
- *Odontoclasten* zijn cellen die betrokken zijn bij de resorptie (oplossen) van hard tandweefsel
- *Hypercementose* is de abnormale, overmatige vorming van cement: de botachtige substantie die het hele oppervlak van de tandwortel bedekt, beschermt en helpt bij de verankering in het kaakbot onder de tandvleesrand.

EOTRH is een gebitsaandoening bij oudere paarden die leidt tot afbraak (loszitten of ontsteken) van met name de snij- en hoektanden. De wortels van meerdere tanden lossen langzaam maar zeker op. Het lichaam probeert deze tanden te stabiliseren of infectie te bestrijden door rond de wortels extra cement aan te brengen (hypercementose).

Deze tanden raken geïnfecteerd door bacteriën en er kunnen zich abcessen vormen. De tanden kunnen losraken of zelfs breken. In ernstige gevallen tast de ziekte het kaakbot aan (osteitis) [248].

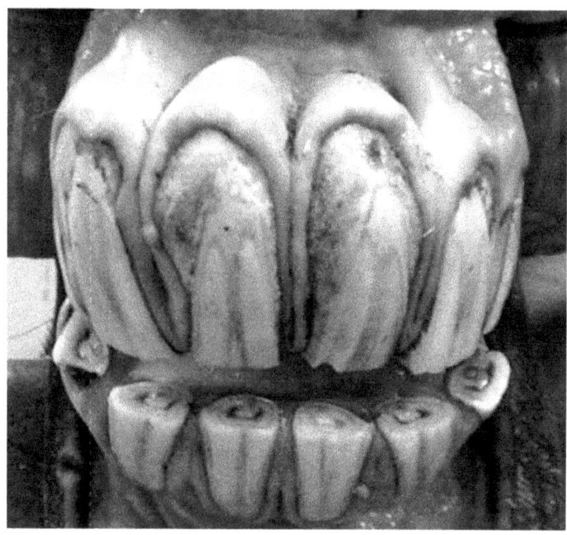

EOTRH

(foto: Cedric Coucke)

EOTRH is een langzaam voortschrijdende ziekte waarvan we nog niet goed weten wat de oorzaak is. Overbelasting tussen boven- en ondertanden doordat deze niet goed op elkaar aansluiten en langdurig hard voedsel geven (wortels), zouden een rol kunnen spelen.

Er zijn aanwijzingen dat paarden met PPID of EMS een groter risico lopen om de ziekte te ontwikkelen. Maar het kan ook goed zijn dat EOTRH en PPID twee op zichzelf staande aandoeningen zijn waar een ouder paard mee te maken kan krijgen.

Doordat het een pijnlijke aandoening is, treden er problemen op bij het eten. Gebrek aan eetlust en gewichtsverlies kunnen het gevolg zijn. We zien ook vaak overmatige speekselproductie. Er kunnen bacteriële gifstoffen in de bloedbaan terechtkomen die infecties in andere organen kunnen veroorzaken. In het volgende hoofdstuk lees je dat gifstoffen indirect ook een deeloorzaak van PPID zouden kunnen zijn.

Afhankelijk van de ernst van de aandoening kan het nodig zijn de aangetaste tanden te laten trekken. De meeste paarden kunnen goed gras en hooi kauwen met hun kiezen, zolang deze nog in goede staat zijn. Met enkel hun lippen en tong kunnen ze nog opvallend handig grazen en hooi eten. Het is belangrijk dat de tandarts regelmatig de resterende tanden controleert en zorgt voor een goede mondhygiëne (tandsteen verwijderen).

EMS/INSULINEDYSREGULATIE

Een groot deel van de paarden met PPID heeft ook EMS/insulinedysregulatie. Dit wordt in verband gebracht met een verhoogd risico op hoefbevangenheid en een slechtere prognose [210, 237].

INSULINEDYSREGULATIE

Het geheel van processen waarbij insuline een rol speelt wordt insulinemetabolisme genoemd. Insulinedysregulatie (ID) is de verzamelnaam voor elke combinatie van afwijkingen in het insulinemetabolisme.

Insulinedysregulatie omvat hyperinsulinemie (HI) en insulineresistentie (IR). Bij HI is er te veel insuline in het bloed aanwezig; IR is de situatie waarbij cellen niet goed reageren op insuline. Waar voorheen de aandacht vooral uitging naar IR, is er tegenwoordig steeds meer belangstelling voor HI en de insulinerespons op voeding.

Insulinedysregulatie is de centrale hormonale afwijking bij EMS [156]. Daarom noemen we ze in dit boek samen EMS/insulinedysregulatie (of: EMS/ID), tenzij we het specifiek over een element van een van beide hebben.

Nadat een paard voedsel eet met veel snel verteerbare suikers en zetmeel zal de hoeveelheid suiker in het bloed stijgen. Het lichaam reageert door insuline aan te maken. Insuline is een hormoon dat door de alvleesklier (ook: pancreas) geproduceerd wordt. Het moet ervoor zorgen dat lichaamscellen suiker uit het bloed opnemen. De alvleesklier blijft net zo lang insuline produceren, tot de bloedsuikerspiegel weer gezakt is tot het normale niveau [156].

ALVLEESKLIER
Gemengde klier in de twaalfvingerige darm die hormonen, waaronder insuline, afscheidt om de afbraak van bepaalde voedingsstoffen te bevorderen.

Na voedselinname worden er in de dunne darm hormonen aangemaakt die de aanmaak van insuline door de alvleesklier ook stimuleren. Deze hormonen heten incretines (GLP-1, GIP) [86]. Het is denkbaar dat langdurig verhoogde incretineproductie leidt tot hyperplasie (celvermeerdering) van de zogenaamde bètacellen in de alvleesklier die insuline aanmaken, wat vervolgens bijdraagt aan hyperinsulinemie [156].

Op de celwanden van met name spiercellen, maar ook vet- en bindweefselcellen, zitten insulinereceptoren. Insuline 'vertelt' de cellen via de receptoren, dat ze suiker moeten opnemen en verbranden. Is er te vaak te veel suiker in het bloed, dan is dat ook het geval voor insuline. Is er te vaak te veel insuline in het bloed (HI), dan zullen de receptoren na verloop van tijd minder goed reageren op de insuline (IR) [157].

HYPERGLYKEMIE
Er blijft nu te veel suiker in het bloed zitten. We noemen dit hyperglykemie. Het paard kan niet beschikken over die suiker, krijgt honger en gaat meer eten. Hierdoor wordt het probleem alleen maar groter, omdat er steeds meer suiker en insuline in het bloed terechtkomen.

Een overschot aan suikers wordt opgeslagen als vet of spiersuiker (glycogeen). In een latere fase kan de alvleesklier het niet meer voor elkaar krijgen om genoeg insuline te produceren, maar deze fase komt weinig voor [48].

INSULINEKLARING

Naast de verhoogde aanmaak van insuline kunnen het ook een verminderde afbraak en verwijdering van insuline (insulineklaring) door de lever en de nieren zijn die bijdragen aan HI en op langere termijn aan IR [170]. Een verminderde insulineklaring door de lever kan o.a. komen door leververvetting die op zijn beurt het gevolg is van obesitas en insulinedysregulatie. Een vicieuze cirkel dus. Hier moet wel bij gezegd worden dat een verstoorde insulineklaring niet als primaire oorzaak van HI bij paarden wordt gezien.

HYPERCORTISOLEMIE

Bij PPID-ers met hypercortisolemie worden er in de lever meer eiwitten en vetten in glucose omgezet. Cortisol vermindert ook de insulinegevoeligheid van weefsels en daarmee de glucoseopname. Dit draagt bij aan het ontstaan of verergeren van insulinedysregulatie [135]. Het eerder aangehaalde onderzoek uit 2016 vond dat paarden met HI veel ongebonden cortisol in hun bloed hadden [62].

IJZER

Een overschot van het sporenelement ijzer in het paardenlichaam zou ook bij kunnen dragen aan de ontwikkeling of verergering van hyperinsulinemie [171] en insulineresistentie [208]. Daar komt bij dat in het geval van HI er meer ijzer wordt opgeslagen in de lever [171].

IJzeroverschot en insulineresistentie zullen elkaar daardoor versterken. Er ontstaat een kringloop van oorzaak en gevolg.

HYPERINSULINEMIE EN HOEFBEVANGENHEID

Verschillende onderzoeken tonen aan dat HI, zelfs zonder IR, een belangrijke voorspeller is van hoefbevangenheid. In deze onderzoeken veroorzaakte experimentele hyperinsulinemie, bij een normale bloedsuikerconcentratie, hoefbevangenheid bij de proefdieren [109, 110, 151].

> *Hyperinsulinemie en insulineresistentie hangen bijna altijd met elkaar samen en versterken elkaar ook. IR verergert HI; HI draagt bij aan het ontstaan of verergeren van IR.*

EMS

Insulinedysregulatie is een belangrijk onderdeel van het *Equine Metabool Syndroom* (EMS). EMS is een verzameling van aandoeningen. Dit zijn, naast insulinedysregulatie, gewichtsproblemen (met name adipositas), hoge bloeddruk, verhoogde bloedvetwaarden en afwijkende adipokineconcentraties (zie kadertekst). Van al deze aspecten van EMS is bekend dat ze een rol kunnen spelen bij de ontwikkeling van hoefbevangenheid.

Paarden kunnen een normaal lichaamsgewicht hebben en toch EMS hebben. Andersom komt ook voor [60, 70]. Oftewel: Niet elk paard met EMS is te dik; niet elk dik paard heeft EMS.

LEPTINE, LEPTINEDYSREGULATIE EN ADIPONECTINE

LEPTINE

Het hormoon leptine wordt na voedsel-inname tijdelijk geproduceerd en dan via het bloed naar de hersenen getranspor-teerd. Daar bindt het zich aan de leptine-receptoren op de wand van de hersencellen van de hypothalamus.

De hypothalamus regelt vervolgens dat de voedselinname omlaaggaat en de stof-wisseling (verbranding) omhoog. Bindt er zich daarentegen weinig leptine aan de receptoren, dan zal de boodschap zijn dat er meer gegeten moet worden om het lichaamsgewicht op peil te houden. De stof-wisseling wordt ook weer vertraagd. Leptine bewaakt hiermee de balans tussen honger en verzadiging.

LEPTINEDYSREGULATIE

Leptine is een adipokine. Adipokines zijn hormonen die door vetcellen geproduceerd worden. Hoe meer lichaamsvet het paard heeft, hoe meer leptine er in het bloed zit [83]. Bij een langdurig hoge leptinespiegel (hyperleptinemie) worden de leptinerecep-toren minder gevoelig voor het hormoon. In deze toestand, die leptineresistentie heet, circuleert de leptine wel in het bloed, maar de hypothalamus reageert er niet goed op. Het paard eet meer dan het kan verbranden.

Dit heeft zowel (verergering van) obesitas en adipositas als insulineresistentie tot gevolg. Hyperleptinemie en leptineresisten-tie vallen samen onder de noemer leptine-dysregulatie. Dit is een van de mogelijke componenten van EMS.

ADIPONECTINE

Adiponectine is een adipokine die de insulinegevoeligheid van het lichaam ver-hoogt. Het is daarmee een van de hormo-nen die zorgen voor het optimaal houden van de bloedsuikerspiegel. Het is daarnaast ook ontstekingsremmend.

Paarden met EMS scheiden minder adipo-nectine af (hypo-adiponectinemie). Dit kan bijdragen aan het verergeren van insuline-resistentie of het ontstaan ervan [210].

Oudere paarden hebben lagere adiponectine-spiegels dan hun jongere soortgenoten [7].

Bij een gezond paard zijn leptine en adipo-nectine in evenwicht. Bij een paard met overgewicht (obesitas en/of adipositas) zijn ze uit balans, in het nadeel van adiponectine.

EMS is het resultaat van een wisselwerking tussen erfelijke aanleg en omgevingsfactoren. Het risico op hoefbevangenheid hangt ervan af van hoe deze twee zich verhouden [222]. Hóe erfelijke factoren zouden bijdragen aan het ontwikkelen van EMS weten we trouwens nog steeds niet precies.

Wat we wel weten, is dat er paarden zijn bij wie EMS, genetisch gezien, als een donderwolk boven hun hoofd hangt. Een kleine, nadelige verandering in hun leefomstandigheden zal de balans voor hen naar de verkeerde kant laten doorslaan.

Aan de andere kant van het spectrum vinden we paarden met een hele lage erfelijke aanleg. Toch blijven zij niet per se buiten schot. Als je ze maar lang genoeg de verkeerde kant op duwt met voer vol snelle suikers en zetmeel, kunnen ook zij EMS krijgen. Een groep vooraanstaande wetenschappers stelt zelfs dat dit voor elk paard het geval kan zijn, dus ook voor paarden waarbij de aanleg nihil is [222].

Als we uitgaan van de minst negatieve statistieken, is er bij één op de drie paarden met PPID sprake van insulinedysregulatie [223]. Terwijl PPID vaker voorkomt bij oudere paarden, kunnen insulinedysregulatie en EMS op elke leeftijd voorkomen en worden ze vaak bij jongere paarden vastgesteld.

Pony's en ezels hebben in het algemeen een lagere insulinegevoeligheid in vergelijking met paarden. Hierdoor zijn ze oververtegenwoordigd in de groep PPID-ers met insulinedysregulatie.

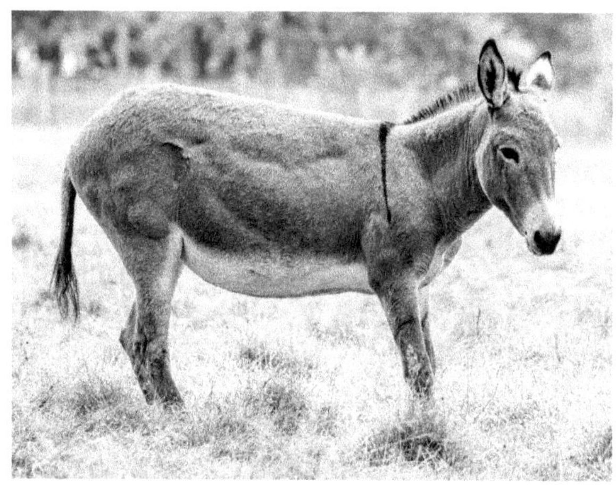

Een ezel met ernstig overgewicht a.g.v. insulinedysregulatie
(foto: David Selbert)

EMS VS. PPID

De vraag is of EMS een dier vatbaarder kan maken voor het ontwikkelen van PPID en vice versa, of dat de twee aandoeningen niet met elkaar in verband staan. De wetenschap is daar op dit moment nog niet uit. Het zou kunnen dat PPID op zichzelf niet direct insulinedysregulatie veroorzaakt en dat hoefbevangenheid pas optreedt als PPID zich ontwikkelt bij een paard dat al insulinedysregulatie had. Dit idee wordt echter tegengesproken door het feit dat paarden met PPID 2,7 keer meer kans hebben op hyperinsulinemie dan gezonde paarden van dezelfde leeftijd [214].

Praktijkervaring van dierenartsen laten al wel vermoeden dat paarden met EMS op jongere leeftijd PPID ontwikkelen. Vooruitlopend op een duidelijke conclusie kun je beter het zekere voor het onzekere nemen en in ieder geval het ontstaan van EMS proberen te voorkomen. Kortom, een schoolvoorbeeld van 'baat het niet, dan schaadt het niet'.

Paarden die met zowel EMS/ID als PPID te kampen hebben, hebben ernstiger hyperinsulinemie. Zij hebben hierdoor een grotere kans op hoefbevangenheid dan paarden met maar één van de twee kwalen. Zoals het er nu uitziet, hebben PPID-paarden zónder EMS/ID niet per se een verminderde insulinegevoeligheid [202].

Een onderzoek uit 2017 concludeerde zelfs dat noch verhoogde, noch verlaagde dopaminerge activiteit, op lange of korte termijn enige invloed had op de insulineproductie of insulinegevoeligheid bij zowel insulineresistente als insulinegevoelige paarden [167].

Insulinegevoeligheid neemt per definitie af bij oudere paarden [79]. Doordat PPID vooral bij oudere paarden voorkomt, moeten we dit ook als deelverklaring voor de totale insulineresistentie zien. Het is zelfs niet uit te sluiten dat bij 15-plussers de combinatie van hyperinsulinemie en PPID geen enkel verband houdt.

HOEFBEVANGENHEID

Ernstige hoefbevangenheid is de meest verwoestende uiting van PPID. De prognose is doorgaans slecht. De chronische of steeds terugkerende ernstige pijn van hoefbevangenheid en de ermee gepaard gaande hoefabcessen (zie kadertekst op pag. 51), zijn dan ook de meest voorkomende redenen om te kiezen voor euthanasie.

Gelukkig worden niet alle PPID-ers hoefbevangen. Het eerdergenoemde literatuuronderzoek uit 2018 stelt dat 48,9% van de PPID-ers hoefbevangenheid als klinisch verschijnsel heeft [102]. Als we subklinische hoefbevangenheid zouden meenemen in de statistieken, zou dit percentage wel hoger uitvallen.

SUBKLINISCH

Vroeg stadium van een aandoening, zonder herkenbare of waarneembare klinische verschijnselen.

Een Australisch onderzoek stelde vast dat er bij drie op de vier hoefbevangen PPID-paarden sprake was van insulinedysregulatie [131]. In een ander onderzoek hadden alle bevangen PPID-ers ook hyperinsulinemie [163]. De steekproef was in dit onderzoek wel veel kleiner dan in het Australische onderzoek (16 vs. 274 paarden).

In tegenstelling tot acute hoefbevangenheid, waarbij een paard plotseling niet meer kan lopen en duidelijk pijn heeft, kan hoefbevangenheid bij PPID-paarden heel onopvallend zijn. Een paard kan alleen een beetje gevoelig lijken of kortere passen maken; tekenen die ook toe te schrijven zijn aan artrose of andere leeftijdsgebonden problemen.

Klinische verschijnselen van hoefbevangenheid kunnen in het begin zelfs helemaal onopgemerkt blijven bij PPID-ers. Dit komt doordat er meer beta-endorfine geproduceerd wordt. De pijngrens van het paard gaat hierdoor omhoog [117]. Endorfines werken pijnonderdrukkend. In het geval van PPID blijkt de werking zelfs zes keer zo hoog te zijn [105]. Doordat PPID-ers met beginnende hoefbevangenheid minder pijn ervaren, kunnen zij het beschadigde hoefweefsel gaan overbelasten. Als gevolg daarvan neemt de schade verder toe [197].

In een onderzoek uit 2019 bleek 76% van de PPID-paarden hoefbevangen te zijn. Hun eigenaren hadden dit slechts in 37% van de gevallen opgemerkt [13].

Onverklaarbaar hoefbevangen en vijftien jaar of ouder > altijd testen op PPID en insulinedysregulatie, zodra de hoefbevangenheid over is. Hetzelfde geldt voor paarden die aan het einde van de herfst wél hoefbevangen raken, terwijl dat in de lente niet het geval is.

Bij sommige paarden is hoefbevangenheid de enige uiting van PPID. Hierdoor denkt niet iedere dierenarts direct aan PPID. Met name bij jonge paarden wil dit nog wel eens gebeuren [126].

In de kadertekst op pagina 69 lees je hoe je hoefbevangenheid herkent. Bij de minste verdenking haal je de dierenarts erbij en bel je je hoefverzorger.

We zullen nu dieper ingaan op hoefbevangenheid. Wil je het naadje van de kous weten over deze akelige ziekte, lees dan het boek 'Hoefbevangenheid : begrijpen, genezen, voorkomen' (ISBN 978-90-825191-9-8).

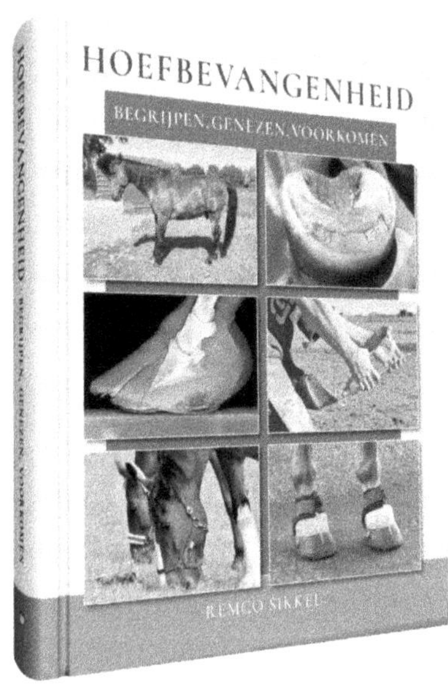

Anatomie van de hoef

Laten we eerst eens kijken hoe de hoef in elkaar zit*. Als we er vanaf de buitenkant naar kijken, zien we de hoefcapsule. Deze zit als een schoen om de interne voet heen. Daarom wordt hij ook hoornschoen genoemd. De hoefcapsule wordt gevormd door de hoefwand, de witte lijn, de zool, de straal en de hoefballen. De interne voet bestaat uit botten, pezen en peesbanden, kraakbeen, bindweefsel, huid, bloedvaten en zenuwen.

Botten en pezen

Het hoefbeen is het onderste bot in de hoefcapsule. Samen met het kroonbeen en het straalbeen vormt hij het hoefgewricht. Over het straalbeen loopt de diepe buigpees. Deze zit aan de onderkant van het hoefbeen vast. Aan de andere kant is hij verbonden met de diepe buigspier. De trekkracht van de buigspier wordt via de pees overgebracht op het hoefbeen. Het paard kan zo zijn been naar achteren buigen en afzetten. De strekpees zit aan de voorkant van het hoefbeen vast. Via deze pees trekt de strekspier de hoef naar voren.

Hoefkraakbeen

Achter in de hoef vinden we het hoefkraakbeen. De bovenkant van het achterste deel is voelbaar, waar het bij de kootholte boven de hoefwand uitkomt. Aan de onderkant gaat het over in het straalkussen. Dit is bindweefsel dat als een schokdemper tussen de zool en de straal aan de ene kant en de pezen, botten, gewrichten en het hoefkraakbeen aan de andere kant ligt.

Onderkant van de hoef

Aan de onderkant van de hoef zien we de straal, de zool, de witte lijn en het deel van de hoefwand dat de grond raakt. De straal zorgt voor grip op de ondergrond en voor schokdemping. Hij speelt een belangrijke rol bij het hoefmechanisme (het bij belasting in beweging beurtelings uitzetten en vernauwen van de hoef). In het midden van de straal vinden we de middelste straalgroeve. Een gezonde middelste straalgroeve is breed en ondiep.

Het gebied tussen de straal en de hoefwand heet de zool. Het hoornweefsel van de zool is stevig en elastisch. Het geeft bescherming aan het hoefbeen. Een gezonde zool is een beetje hol. De holle vorm draagt bij aan het hoefmechanisme en daarmee aan een goede doorbloeding en schokdemping. De hoefwand en de zool zijn verbonden door de witte lijn. Ondanks zijn naam ziet deze er geelachtig uit. Een gezonde witte lijn is ongeveer twee millimeter breed.

---

* Zie ook de afbeeldingen op de volgende pagina

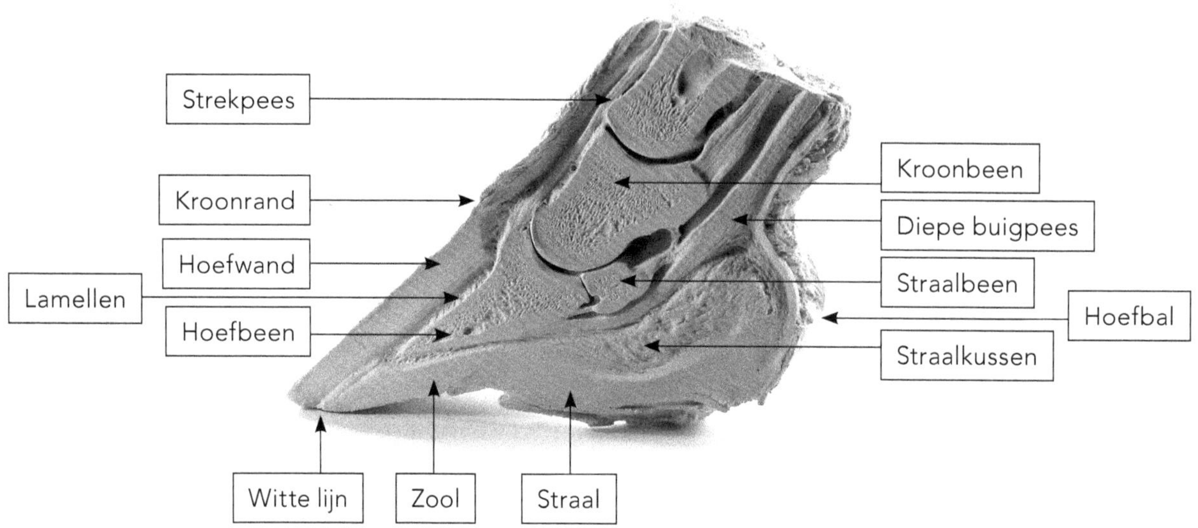

(afgietsel en foto: Christoph von Horst)

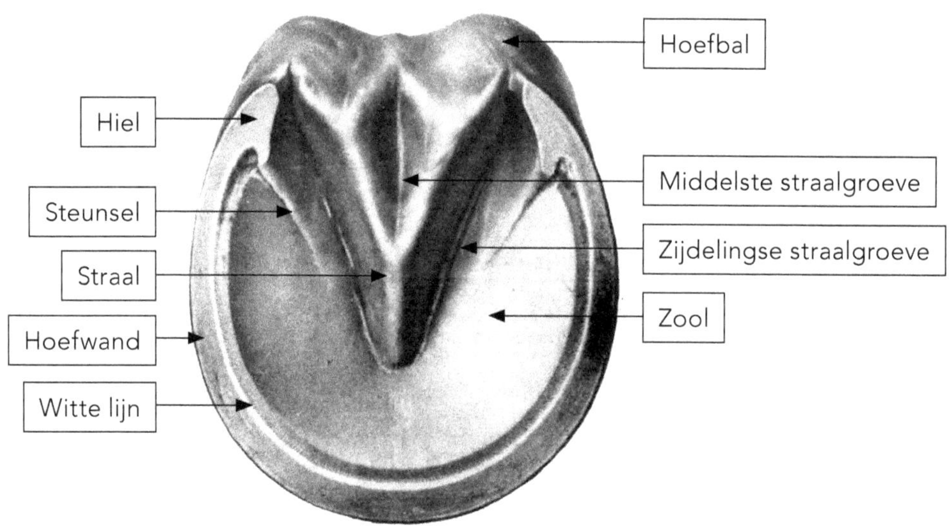

(afbeelding: W. Ellenberger)

HOEFWAND

De hoefwand is een dikke hoornlaag die de kwetsbare weefsels binnenin de hoef beschermt en de hoef zijn stevigheid geeft. Hij is niet bedoeld om het volle gewicht van het paard te dragen. Het voorste deel van de hoefwand noemen we de teen. Vergelijken we de onderkant van de hoef met een klok, dan is de teen het deel tussen tien en twee uur.

Het achterste deel van de hoefwand vormt de hielen. De hoefwand loopt vanaf de hielen in een bochtje terug de hoef in. Deze delen worden de steunsels genoemd. Ze liggen evenwijdig aan de straal. Tussen de steunsels en de straal liggen de zijdelingse straalgroeven. Waar de hielen overgaan in de kootholte vinden we de hoefballen.

LAMELLENVERBINDING

De hoefwand zit aan de binnenkant van de hoef (de interne voet) vast met een slimme constructie: de lamellenverbinding. Deze speelt een belangrijke rol bij hoefbevangenheid. Daarom zullen we hem hier goed bekijken. De hele interne voet is bekleed met hoeflederhuid. Het deel van de hoeflederhuid dat om het hoefbeen en het erachter gelegen hoefkraakbeen zit, noemen we de wandlederhuid. De wandlederhuid is bedekt met ongeveer 600 dunne strookjes huidweefsel: de vleeslamellen (ook: dermale lamellen).

Aan de binnenkant van de hoefwand zitten evenzoveel hoornlamellen (epidermale lamellen). De vlees- en de hoornlamellen grijpen als een soort klittenband in elkaar. Hiertoe zijn ze voorzien van secondaire lamellen. Ertussen ligt een flinterdun bindweefselvlies dat hen aan elkaar hecht. Dit vlies heet het basale membraan. Op dit membraan zitten eiwitten die voor de verbinding met de hoorncellen van de hoefwand moeten zorgen. Deze heten hemidesmosomen. De lamellenverbinding bestaat uit de twee soorten lamellen en het basale membraan samen.

BESCHRIJVING

Een paard is hoefbevangen als de lamellenverbinding zó beschadigd raakt dat de vlees- en de hoornlamellen niet langer bij elkaar gehouden worden. De verbinding tussen de hoefwand en het hoefbeen verbreekt. Het hoefbeen begint zich nu te verplaatsen in de hoefcapsule. Het gaat kantelen en kan in ernstigere gevallen zinken (verticaal zakken) of door de zool heen breken (zoolperforatie).

OORZAAK

Er zijn drie soorten hoefbevangenheid te onderscheiden, op basis van hun belangrijkste oorzaak. In het geval van PPID is er sprake van endocrinopathische hoefbevangenheid (ook: hormoongerelateerde hoefbevangenheid). De twee andere soorten zijn SIRS-gerelateerde hoefbevangenheid en traumatische hoefbevangenheid.

> **ENDOCRINOPATHISCHE HOEFBEVANGENHEID**
> Hoefbevangenheid die optreedt als gevolg van hormonale problemen.
>
> **SIRS-GERELATEERDE HOEFBEVANGENHEID**
> Hoefbevangenheid die optreedt als gevolg van gifstoffen in de bloedbaan.
>
> **TRAUMATISCHE HOEFBEVANGENHEID**
> Hoefbevangenheid die optreedt als gevolg van zware, langdurige, repetitieve of verkeerde belasting van de hoeven op harde ondergrond.

Een Fins onderzoek telde bijna 90% endocrinopathische gevallen van hoefbevangenheid bij paarden die voor het eerst met dit probleem bij een veterinaire universiteitskliniek terecht kwamen. Een derde daarvan had PPID [36].

CORTISOL OF EMS/ID?

De wetenschap is er nog steeds niet helemaal uit hoe het precies zit met PPID en hoefbevangenheid. Voorheen dacht men dat het verlies van de normale variaties in de cortisolspiegel door de dag heen hiervoor verantwoordelijk was. De directe invloed van cortisol op het hoefweefsel (de lamellenverbinding) werd als oorzaak gezien.

Daar is men op teruggekomen. We gaan er nu vanuit dat EMS/ID de grote boosdoener is [156, 214, 101]. Hoefbevangenheid is dan een secundair klinisch verschijnsel en wordt niet direct door PPID veroorzaakt. Endocrinopathische hoefbevangenheid wordt zelfs niet opvallend veel vaker bij paarden met PPID vastgesteld dan bij paarden zonder PPID, tenzij insulinedysregulatie als een bijkomende aandoening is vastgesteld [197].

Het is zelfs nog niet onomstotelijk aangetoond dat insulinedysregulatie in deze gevallen een gevolg is van de PPID. Het kan gebeuren dat beide aandoeningen naast elkaar optreden [222]. Wat niet wegneemt dat ze elkaar dan negatief kunnen beïnvloeden. De melanocortines, waarvan er bij PPID-ers voortdurend te veel in het bloed circuleren, pakken slecht uit voor paarden met EMS/ID en endocrinopathische hoefbevangenheid [45, 156].

EMS/INSULINEDYSREGULATIE

Laten we kijken naar hoe EMS/ID hoefbevangenheid veroorzaakt. Zoals je nu weet, is insuline het hormoon dat ervoor moet zorgen dat lichaamscellen suiker uit het bloed opnemen. In het geval van insulinedysregulatie zit er te veel insuline in het bloed (hyperinsulinemie) en reageren de cellen niet goed op insuline (insulineresistentie). Suiker wordt niet goed opgenomen en de bloedsuikerspiegel blijft te hoog (hyperglykemie).

ABCESSEN EN HOEFBEVANGENHEID

Hoefabcessen kunnen verschillende oorzaken hebben. Bij hoefbevangenheid zien we vooral aseptische abcessen, die één tot twee maanden na het ontstaan van de hoefbevangenheid aan de kroonrand, in de witte lijn of boven de hoefballen tevoorschijn komen. Aseptisch betekent dat het abces niet wordt veroorzaakt door ziektekiemen, zoals bacteriën.

In het geval van hoefbevangenheid wordt de doorbloeding van de hoef minder, onder andere door vochtophoping (oedeem). Afgestorven weefsel en opgehoopt bloed worden daardoor niet goed afgevoerd. Dit veroorzaakt een aseptisch hoefabces. Als het hoefbeen gekanteld of gezonken is, geeft dit van binnenuit druk op de zool. Hierdoor sterft er meer weefsel af. De kans op een abces wordt groter.

Naarmate het abces groter wordt, neemt de druk op de omliggende weefsels toe en daarmee ook de pijn. Daarnaast kunnen er septische abcessen ontstaan, doordat bacteriën de hoef via beschadigd weefsel of de zool binnendringen.

Doordat PPID-ers een lagere weerstand hebben, hebben ze ook vaker last van hoefabcessen, zowel septisch als aseptisch.

HYPERGLYKEMIE

Om met dit laatste te beginnen: hyperglykemie veroorzaakt op twee manieren hoefbevangenheid. Ten eerste zorgt de suiker voor de afbraak van de hemidesmosomen op het basale membraan. De verbinding van het membraan met de hoorncellen van de hoefwand gaat hierdoor kapot.

Ten tweede zorgt hyperglykemie ervoor dat de haarvaten in de hoeflederhuid beschadigen, samentrekken en verstoppen. Het gevolg is een verminderde doorbloeding van dit weefsel, inclusief het basale membraan. De aanvoer van zuurstofrijk bloed vol voedingsstoffen, hormonen en enzymen is niet langer gegarandeerd, net zomin als de afvoer van zuurstofarm bloed en afvalstoffen.

De lederhuid, de daarop aanwezige vleeslamellen en het basale membraan sterven langzaam maar zeker af, met hoefbevangenheid als gevolg.

INSULINE

De insuline zelf heeft ook invloed op het ontstaan van hoefbevangenheid. Insuline reguleert namelijk ook bloedvatverwijding en -vernauwing. Bij wat we vasculaire insulineresistentie noemen, zijn de vaatverwijdende effecten van insuline verstoord waardoor de bloedvaten vernauwen [142]. Een verhoogde bloeddruk en slechtere doorbloeding van het hoefweefsel is het gevolg. Dit kan leiden tot een zuurstoftekort in het hoefweefsel, waardoor er cellen afsterven. Het risico op hoefbevangenheid neemt toe.

Een ander gevolg van te veel insuline in het bloed is schade aan het laagje cellen dat de binnenkant van bloedvaten bedekt (het endotheel). De haarvaten raken hierdoor nog sneller beschadigd.

IGF-1

Insuline-achtige Groeifactor 1 (IGF-1) is een hormoon dat verantwoordelijk is voor de groei van cellen en weefsels. Zoals de naam al aangeeft, lijkt IGF-1 op insuline. Beide hebben eigen receptoren in het lichaam. In het geval van hyperinsulinemie zal een deel van het insulineoverschot zich aan IGF-1-receptoren binden. Daarvan zitten er heel veel op de vleeslamellen. De IGF-1-receptoren reageren op de insuline alsóf het IGF-1 is, met een groei-impuls als gevolg. De lederhuidcellen gaan zich vermenigvuldigen en blijven langer in leven. De secondaire vleeslamellen worden nu langer en smaller, waardoor de verbinding met de secondaire hoornlamellen zwakker wordt [101, 163, 209]. Dit brengt het paard een stap dichter bij hoefbevangenheid.

De hier beschreven aspecten van endocrinopathische hoefbevangenheid zorgen niet per se voor pijn [36]. Deze vorm van hoefbevangenheid blijft daardoor vaker subklinisch en dus onopgemerkt. Een oplettende hoefverzorger of dierenarts herkent wel karakteristieke afwijkingen in de hoefcapsule, zoals een verbrede witte lijn, flares en verstoorde groeiringen.

Rode plekken in de hoefwand en de zool zijn ook een teken aan de wand. De hoefbevangenheid is in al deze gevallen per definitie niet meer subklinisch, omdat de eigenschappen zichtbaar zijn geworden.

CORTISOL EN INSULINE

Cortisol kan alsnog een rol spelen, vanwege het remmende effect van dit hormoon op insuline [237]. Waarschijnlijk is dit effect niet enorm groot, aangezien PPID-paarden zonder klinische hoefbevangenheid anders vaker subklinische hoefbevangenheid moeten hebben. Bij een onderzoek uit 2016 kwam echter naar voren dat deze paarden geen schade aan het lamellenweefsel hadden [163].

Los daarvan moeten we er wel rekening mee houden dat de pijn van hoefbevangenheid en van andere klinische verschijnselen van PPID zorgt voor pieken in de cortisolspiegel. Cortisol heeft een vaatvernauwend effect, draagt bij aan een stijging van de bloedsuikerspiegel en wordt in verband gebracht met het ontstaan en verergeren van insulineresistentie. Daarnaast speelt het een rol bij de afbraak van de hemidesmosomen in het basale membraan.

MELANOCORTINES

Tijdens de lente, als het gras bomvol snelle suikers zit (zie kadertekst 'Suikersoorten' op pag. 126), zien we bij alle paarden meer gevallen van hoefbevangenheid. Paarden met PPID vormen hier geen uitzondering op. De insulinepiek in het bloed van grazende paarden met PPID blijkt echter lager dan tijdens de seizoensgebonden stijging in de herfst [14]. Dit ondersteunt het idee dat de insulinereactie van het lichaam onder invloed van melanocortines sterker is. Maar ook een grotere voedselinname in de herfst kan hier een rol in spelen. En laten we niet vergeten dat ook in de herfst de hoeveelheid suiker in het gras toeneemt. Kortom: kijk uit met je PPID-er in het voor- en najaar. En in het najaar dus nog een tikje meer. Voor paarden met zowel PPID als EMS/ID is de lente gevaarlijker dan voor paarden met alleen PPID.

CLIP

Een specifiek aspect van PPID is de melanocortine CLIP. Overproductie van dit hormoon verhoogt bij ratten de aanmaak van insuline door de alvleesklier, wat weer bijdraagt aan insulinedysregulatie [106, 156]. Er wordt getheoretiseerd dat dit bij paarden ook het geval zou zijn. Het zou dan waarschijnlijk met name een probleem zijn bij paarden die al een genetische aanleg hebben voor insulinedysregulatie. De verhoogde hoeveelheid CLIP geeft dan een extra zetje.

ALFA-MSH

Alfa-MSH wordt ook bekeken als mogelijke factor. Een verhoogde hoeveelheid alfa-MSH leidt tot vetopslag [37].

Vet gedraagt zich als een klier en geeft adipokines af. Sommige van deze stoffen verlagen de insulinegevoeligheid, werken vaatvernauwend en brengen schade toe aan bloedvaten. Drie eigenschappen die negatief kunnen bijdragen aan hoefbevangenheid.

EOK

Tijdens de seizoensgebonden stijging van ACTH en alfa-MSH zien we ook het aantal gevallen van hoefbevangenheid toenemen. In deze periode – en dan met name in september – worden bij paarden die weidegang krijgen, ook hogere glucose- en insulineconcentraties in het bloed gemeten. Dit wordt in verband gebracht met de verhoogde EOK-gehaltes van het najaarsgras. Bij paarden die op stal staan zien we in het algemeen geen of weinig hyperinsulinemie in deze periode, gesteld dat hun voeding zo laag mogelijk in suikers is natuurlijk.

SEIZOENSGEBONDEN STIJGING

Verhoging van ACTH en de afgeleide melanocortines alfa-MSH en CLIP van midden-juli tot en met midden-november, met een piek in september-oktober.

EOK

Ethanoloplosbare koolhydraten. Enkel- en tweevoudige suikers, zoals glucose, fructose en sucrose.

Hyperlipidemie, hypertriglyceridemie

Hyperlipidemie is de aanwezigheid van verhoogde vetconcentraties in het bloed. Het wordt daarom ook bloedvervetting genoemd. Het is vooral een bepaald type vet (triglyceriden) dat te veel toeneemt. Het is dus preciezer om het over hypertriglyceridemie te hebben. Met uitzondering van deze paragrafen, zullen we het voor de leesbaarheid verder toch hyperlipidemie noemen.

Hypertriglyceridemie kan de insulinegevoeligheid verminderen en is een eigenschap van EMS [107]. Het kan leiden tot bloedvatvernauwing in de hoeven. Dit heeft een verminderde doorbloeding en daarmee het afsterven van hoefweefsel (de hoeflederhuid, vleeslamellen en het basale membraan) tot gevolg. Hoefbevangenheid kan nu toeslaan of verergeren.

Bij pony's, ezels en miniatuurpaarden komt hyperlipidemie vaker voor dan bij paarden. Bij ezels komt dit doordat zij een verlies van eetlust (anorexie) ontwikkelen, als reactie op pijn van de complicaties van PPID (met name hoefbevangenheid). Anorexie veroorzaakt hyperlipidemie [199].

Hyperlipidemie wordt in verband gebracht met stress, het plotseling wegvallen van voedsel (te strikt dieet!), maar ook met het langdurig voeren van suikerrijk voedsel en met overgewicht [107].

Bijniervergroting

Een ziekelijke vergroting van de bijnieren (adrenomegalie) komt bij ongeveer 20% van de paarden met PPID voor [117, 130, 203]. Het is het gevolg van een abnormale celdeling (hyperplasie) en -vergroting (hypertrofie) die veroorzaakt wordt door te veel ACTH in het bloed en door de zesmaal sterkere werking van ACTH onder invloed van alfa-MSH en beta-endorfine [15].

Bijniervergroting leidt tot een verhoogde cortisolproductie. Toch wordt chronische ACTH-afhankelijke hypercortisolemie weinig waargenomen bij paarden met PPID [59, 229].

Orgaanschade

De longen, nieren, lever, hart, schildklier en bijnieren kunnen bij paarden met PPID ook aangetast raken. Dit is nog relatief onbekend bij dierenartsen. Bovendien zijn dit soort problemen erg lastig vast te stellen als de dierenarts op locatie is bij een klant.

Ter illustratie: Bij autopsie werden gezwollen levercellen gevonden bij 19 van 26 paarden met PPID. Dat is bijna 75%. In de controlegroep kwam het percentage nauwelijks boven de 15% [130].

VROEG EN GEVORDERD STADIUM

De klinische verschijnselen zijn in te delen naar het moment dat ze in het ziekteproces optreden. Dit geeft een indicatie van het stadium van de PPID: vroeg of gevorderd.

VROEG STADIUM

- Gedragsverandering, met name apathie
- Gedeeltelijke, regionale hypertrichose, moeizaam uitharen en vachtverkleuring
- Verminderde bespiering op de schouders en rug
- Hyper- of hypohidrose
- Onvruchtbaarheid
- Adipositas
- Hoefbevangenheid
- Pees- en ligamentsontstekingen

GEVORDERD STADIUM

- Gevorderde varianten van vroege verschijnselen
- Gedragsverandering, met name inspanningsintolerantie
- Volledige hypertrichose, niet meer uitharen
- Gevorderde spieratrofie die zich uitbreidt naar schoft en bilspieren
- Hangbuik, ook als gevolg van spieratrofie
- Polyurie/polydipsie
- Infecties en abcessen, hoornvlieszweren
- Melkstuwing
- Pees- en ligamentsverzwakking
- Neurologische problemen

SAMENVATTING

PPID is wat anders dan de ziekte of het syndroom van Cushing. Bij PPID is de functie van de middenkwab van de hypofyse verstoord. Hierdoor gaat het mis met allerlei hormonen. De ontregeling van de hypofyse is het gevolg van een dopaminetekort, dat voortkomt uit zenuwafbraak. De middenkwab kan opzwellen. Er kunnen klierweefselgezwellen ontstaan.

Er is vaak sprake van cortisoldysregulatie. Dit betekent dat verschillende processen waarbij cortisol een rol speelt ontregeld raken. De totale hoeveelheid cortisol in het bloed blijft meestal wel binnen de norm.

De hormonale ontregeling en de druk die de vergrote hypofyse uitoefent op het hersenweefsel kunnen een verscheidenheid aan klinische verschijnselen veroorzaken. Overmatige haargroei, hoefbevangenheid en verlies van spiermassa zijn de meest voorkomende verschijnselen. Een groot deel van de PPID-paarden heeft ook de stofwisselingsziekte EMS. Insulinedysregulatie is de belangrijkste component van EMS. Het wordt beschouwd als de primaire oorzaak van hoefbevangenheid bij deze paarden.

OORZAKEN

De langzame ontwikkeling van PPID maakt het moeilijk om achter de oorzaak te komen. Klinische verschijnselen komen pas na een lange tijd – soms pas na jaren – aan het licht. De ziekte is ook niet experimenteel te veroorzaken. Hierdoor weten we nog steeds niet met zekerheid te zeggen wat de oorzaken zijn van PPID.

De verklaring voor de afbraak van de dopamine-producerende zenuwen die van de hypothalamus naar de hypofyse lopen, wordt vooral gezocht in een overschot aan vrije radicalen in de hypofyse en de oxidatieve stress die daaruit volgt. Twee andere deeloorzaken die bestudeerd worden, zijn mitochondriale dysfunctie en het eiwit alfa-synucleïne waar iets mis mee gaat.

VRIJE RADICALEN EN OXIDATIEVE STRESS

Oxidatieve stress kan het eenvoudigst worden omschreven als een verstoring van het evenwicht tussen vrije radicalen (oxidanten) en antioxidanten, waarbij de werking van vrije radicalen groter is dan het vermogen van antioxidanten om hen te neutraliseren. Dit leidt tot cel- en daarmee weefselschade.

Vrije radicalen zijn bijproducten van het normale metabolisme. Het zijn moleculen die een elektron (negatief geladen deeltje) tekortkomen. Hierdoor worden ze instabiel. In een poging hun stabiliteit terug te krijgen, binden ze zich aan een elektron van een zuurstofmolecuul uit een van de omliggende cellen.

In het geval van gezond metabolisme is dit geen probleem. Sterker nog, sommige vrije radicalen hebben een belangrijke functie in het bestrijden van virussen en ontstekingen. Dit wordt allemaal anders als er ook vrije radicalen ontstaan als gevolg van bijvoorbeeld ontstekingen, een wormbesmetting, medicijngebruik, achtergebleven pesticiden of kunstmest op voedsel, verontreinigd water (zware metalen), zware inspanningen of juist te weinig lichaamsbeweging, stress, hyperglykemie of obesitas en adipositas. Er ontstaat dan een overschot aan vrije radicalen in het lichaam en te veel verbindingen met zuurstofmoleculen van gezonde weefselcellen. Hierdoor raken deze laatste beschadigd. Dit proces blijft zich herhalen. Als het lichaam niet in staat is om in te grijpen, ontstaat er een kettingreactie.

In onderzoeken waarbij proefdieren zijn gebruikt om de ziekte van Parkinson te onderzoeken, werden oxidatieve stress en zenuwafbraak vastgesteld na blootstelling aan pesticiden. Uit een systematisch literatuuronderzoek uit 2019 kwam naar voren dat beroepsmatige blootstelling aan pesticiden minstens 50% meer kans op het krijgen van een neurodegeneratieve ziekte met zich meebrengt [183].

LOKALE OXIDATIEVE STRESS

Het is opvallend dat systemische oxidatieve stress – dus door het hele lichaam – bij paarden met PPID maar in zeer beperkte mate gezien wordt [18, 243], terwijl dit in de middenkwab van de hypofyse wel het geval is. We spreken dan van lokale oxidatieve stress [191].

We gaan er tegenwoordig van uit dat lokale oxidatieve stress de belangrijkste oorzaak van PPID is. Het zou de zenuwafbraak kunnen verklaren. Dopaminerge zenuwcellen zijn namelijk erg gevoelig voor oxidatieve stress [177].

Uit de menselijke geneeskunde weten we dat er een verband is tussen oxidatieve stress en neurodegeneratieve aandoeningen, zoals de ziekte van Alzheimer, de ziekte van Parkinson en multiple sclerosis.

3-NITROTYROSINE

Een veel geciteerd onderzoek uit 2005 vond een 16-voudige toename van het enzym 3-nitrotyrosine (3-N) in de uiteinden van de dopamine-producerende zenuwen van de hypothalamus bij paarden met PPID, in vergelijking met gezonde paarden [177]. 3-N is een biomarker die oxidatieve stress aantoont.

> **BIOMARKER**
> Een meetbare aanwijzing van een biologische toestand of conditie.

Bij hogere concentraties 3-N neemt ook de hoeveelheid van de antioxidant glutathione peroxidase toe. Dit wijst eveneens in de richting van oxidatieve stress als een belangrijke oorzaak van PPID. Ook bij mensen met de hiervoor genoemde neurodegeneratieve aandoeningen zien we hogere concentraties van deze stof [1].

Bij gezonde, oudere paarden neemt de concentratie van 3-N in de middenkwab ook toe. Dit kan betekenen dat oxidatieve stress van dit deel van de hypofyse een normale eigenschap van veroudering is.

LIPOFUSCINE

Een andere aanwijzing voor oxidatieve stress als oorzaak werd in 2009 gevonden, toen onderzoek de overvloedige aanwezigheid van lipofuscine in de zenuwen aantoonde. Lipofuscine kun je zien als geoxideerde celresten [130].

IL-8

Op pagina 35 onder 'Infecties en ontstekingen' heb je interleukine-8 (IL-8)al voorbij zien komen. Dit ontstekingsbevorderende eiwit is bij PPID-paarden verhoogd, wat mogelijk negatief zou bijdragen aan chronisch laaggradige ontsteking, oxidatieve stress en zenuwafbraak [78].

ANTIOXIDEREND VERMOGEN EN VATBAARHEID VOOR SCHADE

Het ontstaan van vrije radicalen is één deel van het probleem. Een ander deel is het onvermogen van het lichaam om vrije radicalen te neutraliseren. Een ontoereikend antioxiderend vermogen kan komen door een verminderde activiteit van antioxidant-enzymen en door een tekort aan antioxidanten in de voeding. Verder kunnen bij sommige paarden de zenuwen in het algemeen gevoeliger zijn voor schade door vrije radicalen.

MNSOD

Manganese Superoxide Dismutase (MnSOD) is een antioxidant-enzym dat lichaamscellen tegen aantasting door vrije radicalen beschermt. Bij oude paarden neemt de activiteit van MnSOD in de middenkwab van de hypofyse af. Dit kan een deelverklaring zijn voor de oxidatieve stress en de erop volgende zenuwafbraak [240]. Net zoals de toename van 3-N zou de afname van MnSOD dus een normale eigenschap van

veroudering zijn. Er zijn wetenschappers die denken dat veroudering zelfs de hoofdoorzaak van PPID is, mede omdat ook bij oude paarden zonder PPID het aantal dopaminerge zenuwen afneemt.

OVERIGE OORZAKEN VAN VERMINDERDE ENZYMACTIVITEIT

Een verminderde enzymactiviteit kan door veel verschillende dingen komen. Het kan genetisch bepaald zijn, door stress veroorzaakt worden, het gevolg zijn van te weinig eiwitten in het voedsel of van een tekort aan bepaalde vitaminen (o.a. A, D en E) en mineralen (o.a. selenium, koper, chroom en zink). Zelfs een flinke wormbesmetting heeft een effect op de vorming van antioxidanten.

Het valt buiten het bestek van dit boek om alle aspecten te bespreken. In het kort kunnen we zeggen dat hoe gezonder en natuurlijker je je paard houdt, hoe beter dit uitpakt voor het antioxiderend vermogen van zijn lichaam. En dit is zeker belangrijk, aangezien het anders goed kan dat het probleem blijft verergeren als deze oorzaak niet wordt verminderd of weggenomen.

GIFSTOFFEN

Eerder noemden we al even kunstmest en pesticiden als gifstoffen die kunnen leiden tot een overschot aan vrije radicalen en oxidatieve stress. Dit boek zou erg dik worden als we alle gifstoffen zouden bespreken die het paardenlichaam kunnen belasten. Dat gaan we dus niet doen. We zullen wel een korte indeling en een aantal voorbeelden bekijken.

We onderscheiden grofweg de volgende gifstoffen: bacteriële en niet-bacteriële gifstoffen, giftige planten, verontreiniging en chemische gifstoffen.

BACTERIËLE GIFSTOFFEN

Een beruchte oorzaak van bacteriële gifstoffen in het paardenlijf, is het eten van voedsel met te veel snelle koolhydraten. Gras dat veel suiker bevat bijvoorbeeld. Doordat het er meer zijn dan de dunne darm kan verteren, komen de suikers in de dikke darm terecht. Daar zorgen ze voor verzuring. Dit veroorzaakt het afsterven van bacteriën in de darm. Bij dit proces komen er gifstoffen vrij die vanuit de darm in de bloedbaan terecht komen.

De aanwezigheid van bacteriële gifstoffen in de bloedbaan kan ook het gevolg zijn van influenza, koliek of ontstekingen zoals een long-, oog- of baarmoederontsteking. Op pagina 39 heb je gelezen dat EOTRH ook een bron kan zijn.

NIET-BACTERIËLE GIFSTOFFEN

Niet-bacteriële gifstoffen zijn o.a. mycotoxines, die door schimmels, zwammen en gisten afgegeven worden. Denk hierbij aan beschimmeld hooi of kuilgras als bron van deze gifstoffen.

GIFTIGE PLANTEN

Bovenaan de lijst met planten die giftig zijn voor paarden prijken liguster, taxus, buxus, esdoorn en jakobskruiskruid, gevolgd door eik (de onrijpe, groene eikels en het blad zijn giftig), beuk (de nootjes), goudenregen, valse acacia en rododendron. Daarna gaat de lijst nog veel langer door dan dat we hier kunnen behandelen.

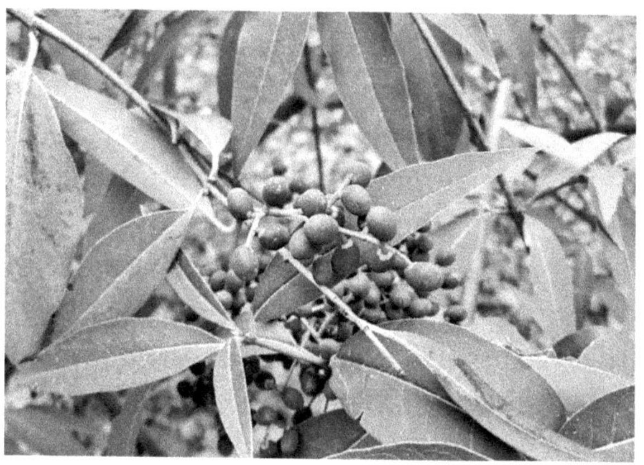

Liguster is erg giftig voor paarden
(foto: Michael Kesl)

Onder omstandigheden zoals langdurige droogte, zware sneeuwval of tijdens een dieet, zullen paarden eerder geneigd zijn om elk beschikbaar voedsel te eten. Dit verhoogt de kans op het eten van giftige planten. In de herfst, als bomen en struiken hun zaden en blad laten vallen, is het risico dat een paard langs deze weg gifstoffen binnenkrijgt ook hoger.

Paarden die laag in de rangorde staan, zoals oude of door PPID verzwakte paarden, kunnen door hiërarchisch hogergeplaatste weidegenoten weggejaagd worden van voedsel en zich genoodzaakt zien om van giftige bomen en struiken te eten.

Sommige giftige planten zijn bitter zolang ze vers zijn, maar worden zoeter als ze uitdrogen. Als je onkruid uit de grond trekt, moet je het dus nooit in het weiland laten liggen. Controleer ook altijd het hooi voor je het aanbiedt en verwijder aanwezige gedroogde planten die je niet herkent.

VERONTREINIGING EN CHEMISCHE GIFSTOFFEN

Bij dit type gifstoffen moet je o.a. denken aan verontreinigd water, pesticiden en onverteerde kunstmest.

Langdurige blootstelling aan een onkruidverdelger op basis van glyfosaat leidt tot afbraak van dopaminerge zenuwen bij een bepaald soort wormpje dat veel wordt gebruikt bij onderzoek naar neurodegeneratieve ziekten bij mensen [129]. Of dit bij paarden ook het geval is, weten we daarmee uiteraard nog niet.

Nu zal een paard natuurlijk niet acuut PPID krijgen als hij eens aan een giftig plantje knabbelt of een oogontsteking heeft. Ook is niet voor elk van de hier genoemde gifstoffen een directe link met oxidatieve stress en PPID bewezen. Toch kan het geen kwaad om eens te kijken welke gifstoffen je paard langdurig belagen en welke je daarvan kunt wegnemen. Zeker als je paard al PPID heeft, kun je zo misschien een beetje meer zorgen dat zijn kwaal niet erger wordt.

STRESS

In de menselijke geneeskunde wordt er gekeken naar het verband tussen chronische stress en een toename van bepaalde ontstekingsbevorderende eiwitten. Dit zou negatief kunnen bijdragen aan laaggradige ontsteking en daarmee aan oxidatieve stress [24, 153]. Of dit mechanisme bij paarden ook zo verloopt, weten we nog niet.

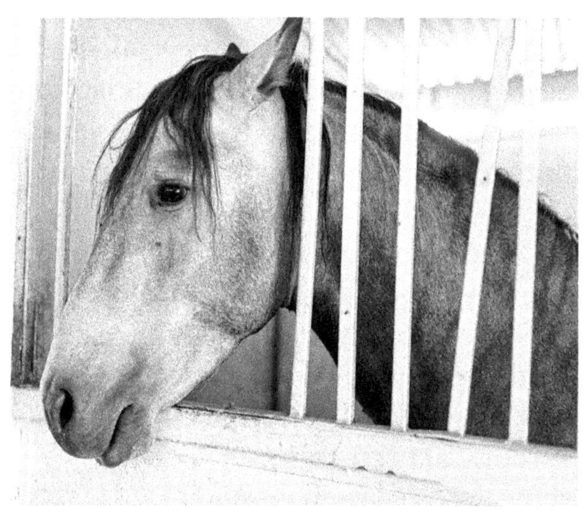

Chronische stress achter de tralies
(foto: Rodnae productions)

EMS EN CHRONISCHE LAAGGRADIGE ONTSTEKING

Vetweefsel gedraagt zich als een klier die o.a. stoffen afgeeft die een functie hebben op het gebied van het afweersysteem. Deze stoffen heten adipokines. Op pagina 43 heb je ze al voorbij zien komen met betrekking tot hoefbevangenheid. Adipokines zijn boodschapperstoffen van het afweersysteem. Sommige ervan bevorderen het ontstaan van ontstekingen. Ontstekingen zijn namelijk nodig om lichaamsvreemde stoffen af te weren.

Een toename van ontstekingsbevorderende adipokines draagt bij aan het ontstaan van laaggradige ontsteking. Het lichaam is hierbij in een constante staat van ontsteking. Het afweersysteem is continu actief, maar op zo'n laag niveau dat er geen klassieke ontstekingsverschijnselen optreden. Zoals je nu weet, wordt laaggradige ontsteking in verband gebracht met het ontstaan van PPID. De oxidatieve stress, die het gevolg is van laaggradige ontsteking, zou kunnen bijdragen aan de afbraak van de dopamine-producerende zenuwen.

Leptine, interleukine-6 (IL-6) en tumornecrosefactor-alfa (TNF-alfa) zijn voorbeelden van zulke ontstekingsbevorderende adipokines. Een verhoogde productie van leptine, IL-6 en TNF-alfa veroorzaakt een toename van vrije radicalen en daarmee van chronische, laaggradige ontsteking [62, 152, 156].

Verhoogde concentraties leptine en IL-6 worden in verband gebracht met verstoorde cortisolbinding [62]. Dit zou zorgen voor meer ongebonden cortisol in het bloed. Op pagina 24 heb je gelezen waarom de wetenschap hier met belangstelling naar kijkt.

MITOCHONDRIALE DYSFUNCTIE

Een tweede mogelijke deeloorzaak is mitochondriale dysfunctie (verstoring van de normale functie van mitochondriën). Een mitochondrion is een onderdeel van een cel dat o.a. essentieel is voor het celmetabolisme en dan met name de energieomzetting. Een veelgebruikte metafoor voor het mitochondrion in biologieboeken is 'de krachtcentrale van de cel'. Mitochondriën zitten in het overgrote deel van de cellen van het lichaam en dus ook in de cellen van de dopamine-producerende zenuwen.

Vanuit de menselijke geneeskunde weten we dat er bij het proces van energieomzetting iets mis kan gaan, waardoor er een overproductie van vrije radicalen ontstaat [173]. Zoals je net hebt gelezen, zullen vrije radicalen proberen een elektron af te snoepen van omliggende cellen. In dit geval betreft het ook elektronen van het DNA van de mitochondriën zelf. Hierdoor muteert het DNA. De zenuwcel kan niet meer goed functioneren. Onder andere zijn energievoorziening komt in gevaar. Dit kan weer leiden tot celdood en afsterven van de zenuw.

Naarmate mitochondriale dysfunctie vordert, zal de naderende celdood steeds sneller dichterbij komen. Dit komt doordat het celmetabolisme steeds meer uit balans raakt, wat weer leidt tot meer en meer vrije radicalen.

Mitochondriale dysfunctie is een kenmerk van veroudering en van chronische ziekten in het algemeen.

ALFA-SYNUCLEÏNE

Alfa-synucleïne is een eiwit dat vooral in de hersenen voorkomt en dan met name in de uiteinden van zenuwcellen die neurotransmitters afgeven. De exacte fysiologische functie van alfa-synucleïne is niet bekend, maar het helpt mogelijk bij het reguleren van de afgifte van dopamine.

Bij mensen met de ziekte van Parkinson zien we dat alfa-synucleïne verkeerd gevouwen is, zich ophoopt en samenklontert in lange vezels en zo de zenuwcellen beschadigt [149].

EIWIT-AGGREGATIE
Eiwitvouwing is het proces waarbij een eiwit zijn functionele (biologisch actieve) driedimensionale vorm krijgt.

Het ophopen en samenklonteren van verkeerd gevouwen eiwitten noemen we eiwit-aggregatie.

Bij PPID-ers worden in de middenkwab van de hypofyse grotere hoeveelheden alfa-synucleïne gevonden dan bij gezonde paarden van dezelfde leeftijd. Dit zou, net als bij de ziekte van Parkinson, mogelijk leiden tot afbraak van dopamine-producerende zenuwen [149, 177]. Bovendien is veel van de alfa-synucleïne ook verkeerd gevouwen [118].

Oxidatieve stress en een tekort aan antioxidanten zouden, volgens onderzoek uit 2005, samen omstandigheden kunnen creëren die eiwitaggregatie in de hand werken [243]. De onderzoekers laten in het midden of de vezelige eiwitophopingen een oorzaak zijn van zenuwafbraak of een gevolg.

Cellen hebben mechanismen die eiwitaggregaten kunnen hervouwen of afbreken. Bij oudere paarden kan het zijn dat deze controlemechanismen minder goed werken [185].

De hier beschreven overeenkomsten zijn zó interessant, dat er vanuit de menselijke geneeskunde gekeken wordt of PPID-paarden als proefdier gebruikt zouden kunnen worden voor onderzoek naar de ziekte van Parkinson en andere neurodegeneratieve ziektes.

SAMENVATTING

De precieze oorzaak van PPID is nog niet bekend. Het is zeer waarschijnlijk dat de zenuwafbraak vooral het gevolg is van een verstoring van het evenwicht tussen vrije radicalen (oxidanten) en antioxidanten in de hypofyse. We noemen dit oxidatieve stress. Het evenwicht raakt enerzijds verstoord doordat er te veel vrije radicalen worden gevormd of in het lichaam terechtkomen en anderzijds doordat het lichaam niet in staat is ze goed te neutraliseren.

Een andere oorzaak zou een verstoring van de functie van een specifiek onderdeel van zenuwcellen (mitochondriën) kunnen zijn. Tenslotte kan er iets mis zijn met bepaalde eiwitten in de dopamine-producerende zenuwcellen.

DIAGNOSTIEK

*Behandelen zonder te weten wat je precies behandelt of in welke mate je paard
aan een kwaal lijdt, is tamelijk zinloos. Zelfs als je zeker denkt te weten dat je
paard PPID heeft, zul je de diagnose door een dierenarts moeten laten stellen.
Naast de anamnese en het klinisch onderzoek neemt bloedonderzoek om
zowel PPID als EMS vast te stellen of uit te sluiten een belangrijke plaats in,
in de diagnostiek.*

PPID is een langzaam progressieve en ongeneeslijke ziekte met veel schommelingen in hormoonproductie en allerlei overlappende, elkaar versterkende en tegenwerkende aspecten en processen. Vroege diagnose van PPID is hierdoor moeilijk.

Paardeneigenaren beschouwen de eerste klinische verschijnselen van PPID vaak ten onrechte als gewone tekenen van ouderdom. In veel gevallen kloppen ze pas bij de dierenarts aan als er zich secundaire aandoeningen zoals hoefbevangenheid voordoen of als er sprake is van geavanceerde verschijnselen (zie kadertekst 'Vroeg en gevorderd stadium' op pag. 55).

*Subklinische PPID kan al maanden
tot jaren aanwezig zijn, voordat je
de eerste klinische verschijnselen ziet.
Zenuwafbraak zie je immers niet.*

HOEFBEVANGENHEID

Deze nare aandoening is vooral het gevolg van EMS/insulinedysregulatie. PPID en EMS/ID kunnen weliswaar gelijktijdig voorkomen, maar moeten apart gediagnosticeerd worden. Gelukkig testen dierenartsen tegenwoordig veel vaker op hormonale afwijkingen bij hoefbevangenheid dan in het verleden.

De pijnverschijnselen die gepaard gaan met hoefbevangenheid kunnen door de hoge concentraties beta-endorfine worden onderdrukt. Dit wil zeggen dat er minder pijn is dan je gezien de ernst van de hoefbevangenheid zou verwachten. Ook hierdoor zien we vaak pas te laat dat er sprake is van hoefbevangenheid. Als het paard door de hogere pijngrens het beschadigde hoefweefsel ondertussen ook overbelast heeft, zijn we nog verder van huis.

DIAGNOSE

Dit alles staat het bijtijds ingrijpen helaas vaak in de weg. Dat is echt jammer, omdat vroegtijdige herkenning van de ziekte een wereld van verschil kan maken voor zowel de kwaliteit van leven en de levensverwachting van het paard als voor het gebruik van het paard door de eigenaar. Hoe eerder je erbij bent, hoe groter de kans dat je paard nog heel lang en pijnvrij meegaat en jullie nog van alles samen kunnen doen.

De diagnose van PPID moet worden gesteld aan de hand van een anamnese, klinisch onderzoek en bloedonderzoek. Het is onmogelijk om te zeggen of een paard PPID heeft of niet op basis van enkel bloedonderzoek of enkel het klinisch beeld. De meest voorkomende klinische verschijnselen kunnen ook een andere oorzaak hebben dan PPID.

Uitkomsten van bloedonderzoek die duidelijk wijzen in de richting van PPID, terwijl het klinisch beeld goed is, zouden een dierenarts wel moeten aansporen zijn klinisch onderzoek nog eens tegen het licht te houden. Het kan zijn dat hij iets over het hoofd heeft gezien, doordat bijvoorbeeld de meest voorkomende verschijnselen niet overtuigend aanwezig waren. Het zal niet de eerste keer zijn dat een PPID-er niet wordt herkend omdat hij geen krullenvacht heeft.

Beeldvormend onderzoek vindt eigenlijk alleen plaats in een wetenschappelijke context, net als post-mortemonderzoek.

ANAMNESE

De anamnese is het in kaart brengen van de ziektegeschiedenis aan de hand van een vraaggesprek. Bij een chronische, zich traag ontwikkelende ziekte zoals PPID, waarvan ook nog eens de oorzaak niet met 100% zekerheid bekend is, zal dit gesprek zich vooral richten op de klinische verschijnselen en de ernst daarvan bij jouw paard.

Met name als je PPID-er hoefbevangen is, zal de dierenarts je veel vragen stellen om een zo compleet mogelijk beeld te krijgen. Zo probeert hij samen met jou inzicht te krijgen in alle factoren die mogelijk een rol hebben gespeeld bij het ontstaan van de complicaties.

Voor de prognose heeft hij ook informatie nodig. Hoe oud is je paard? Welke factoren zijn bevorderend of belemmerend voor herstel van de complicaties? Alle informatie die jij als eigenaar kunt geven is hierbij van belang. Wees dus niet terughoudend of verlegen om jouw visie te delen met de dierenarts.

De volgende punten kunnen bij de anamnese aan de orde kunnen komen:

- Leefomstandigheden
    ‣ Hoe lang is je paard al bij jou?
    ‣ Voeding. Eet je paard goed? Wat is zijn gewicht? Heeft hij ondergewicht of juist overgewicht en wat zijn daar de oorzaken van? Woog je paard voorheen meer of juist minder?
    ‣ Hoe zijn de huisvesting en het bewegingsschema?
- Gebruik
    ‣ Welke verwachtingen heb jij over zowel het verloop van de ziekte, als over het toekomstige gebruik van je paard?
- De dierenarts zal je vragen of je gedragsverandering of inspanningsintolerantie hebt waargenomen en of je paard veel drinkt en plast.
- Als je paard in een vergevorderd stadium van PPID zit, zijn er misschien ook neurologische problemen waar hij naar kan vragen.
- Veterinaire geschiedenis
    ‣ Had je paard al PPID toen hij bij jou kwam?
    ‣ Is er al eerder een diagnose gesteld van PPID of EMS/insulinedysregulatie? Hoe luidde die? Zijn er uitslagen van bloedonderzoek en behandelplannen? Zijn er uitkomsten van beeldvormend onderzoek, zoals röntgenfoto's van de hoeven, in het geval van hoefbevangenheid?
- Krijgt je paard medicijnen of supplementen met betrekking tot zijn PPID of de complicaties? Welke en in welke dosering? Blijken deze effectief te zijn? Worden deze nu nog steeds gegeven?
    ‣ Hoe haart je paard uit na de winter? Scheer je je paard en, zo ja, hoe vaak? Zweet hij snel of veel?
- Andere behandelaars
    ‣ Wie is de hoefverzorger? Is je paard beslagen, blootsvoets of heeft hij hoefschoenen? Sinds wanneer?
    ‣ Is er een voedingsdeskundige bij de behandeling betrokken? Heeft deze een voedingsadvies geschreven? Zo niet, wat eet je paard? Hoe is zijn eetlust?
    ‣ Heb je een paardentandarts? Hoe vaak komt deze langs? Wanneer was de laatste keer? Wat waren zijn bevindingen en wat heeft hij gedaan?
    ‣ Is je paard up-to-date met zijn vaccinaties en wormenkuur?
    ‣ Wordt je paard, al dan niet met betrekking tot PPID, gezien en behandeld door andere specialisten? Zijn hier behandelplannen van beschikbaar? Zijn deze behandelingen effectief?

KLINISCH ONDERZOEK

Klinisch onderzoek begint meestal op basis van het vaststellen van de aanwezigheid van makkelijk te herkennen klinische verschijnselen. De dierenarts zal hierbij zijn eigen waarnemingen doen van wat tijdens de anamnese aan de orde is gekomen en kijken naar zaken die je als eigenaar niet hebt herkend of hebt kunnen herkennen.

Volledige hypertrichose, een teken van vergevorderde PPID, zal de dierenarts direct opvallen. Polyurie en polydipsie zijn andere klinische verschijnselen die vaak voorkomen en makkelijk te herkennen zijn (daarom dat de dierenarts je tijdens de anamnese vroeg hoe het zit met drinken en plassen). Sterkere vermagering, verminderde bespiering op de rug en de hangbuik zijn ook goed te zien. Een professionele blik op de staat van het gebit van je paard hoort ook bij het klinisch onderzoek.

Endocrinopathische (of: hormoongerelateerde) hoefbevangenheid blijft door zijn sluimerende begin vaker onopgemerkt dan SIRS-gerelateerde hoefbevangenheid. Oplettendheid is dus geboden. In de kadertekst op de pagina hiernaast lees je hoe je dierenarts (of jijzelf natuurlijk) hoefbevangenheid herkent.

Nogmaals: onverklaarbare hoef-bevangenheid, vooral in de herfst, is vaak het eerste teken van PPID.

EMS/INSULINEDYSREGULATIE

Omdat insulinedysregulatie bij minstens één op de drie paarden met PPID voorkomt en deze hormonale afwijking ook een zeer karakteristieke eigenschap is van EMS, zal je dierenarts bij het klinisch onderzoek ook kijken naar verschijnselen die hierbij passen.

LICHAAMSCONDITIE

Hij gebruikt hiervoor de *Body Condition Score* (BCS) of de schaal van Henneke en de *Cresty Neck Score* (CNS). De BCS is een beoordelingssysteem om de lichaamsconditie van paarden te classificeren. We kijken hierbij naar afzetting van vet op bepaalde lichaamsdelen van het paard en kennen daar een cijfer aan toe. Een uitslag van één of twee is voor te magere paarden, drie en vier zijn redelijk en goed, vijf en zes is vooral voor insulineresistente paarden slecht nieuws. Het betekent dat ze te dik zijn.

Voor ezels gebruiken we een aangepaste BCS. Een BCS die bij het paard de waarde 'goed' geeft is voor ezels al 'vet'. Veel ezels zijn te dik zonder dat de eigenaar dit door heeft.

Lees verder op pagina pagina 72

HOEFBEVANGENHEID HERKENNEN

Bij alle drie de vormen van hoefbevangenheid (endocrinopathisch, SIRS-gerelateerd, traumatisch) zien we dezelfde klinische verschijnselen, zoals een verhoogde hoeftemperatuur, niet willen bewegen en achterover hangen. Bij SIRS-gerelateerde hoefbevangenheid zien we dit al vroeg in het ziekteproces. Bij endocrinopathische hoefbevangenheid is dit laatste minder vaak het geval. Deze vorm van hoefbevangenheid kent meestal een sluimerend begin, waarbij het paard niet altijd pijn ervaart. Dit kan komen door ontregeling van het cortisolmetabolisme (zie pag. 24). Corticosteroïden hebben namelijk een pijnstillend effect. Ook gaat het, in tegenstelling tot SIRS-gerelateerde hoefbevangenheid, minder vaak gepaard met pijnlijke ontsteking van het lamellenweefsel. Hierdoor blijft deze vorm van hoefbevangenheid vaker subklinisch en dus onopgemerkt. Vroegtijdige onderkenning van endocrinopathische hoefbevangenheid op basis van afwijkende hoefgroei (verstoorde groeiringen, die niet langer evenwijdig aan de kroonrand zijn, een verbrede witte lijn en een uitwaaierende hoefwand/flares) of rode plekken in de hoefwand en de zool (zoolkneuzingen), kunnen daarom een wezenlijk verschil maken voor de prognose. Als je een oplettende en ervaren hoefverzorger en dito dierenarts hebt, is de kans dat jullie er op tijd bij zijn al groter. Regelmatig en vaak de hoefverzorger laten komen is ook daarom erg belangrijk.

Met name de verstoorde groeiringen, als gevolg van vormverandering van de secondaire hoornlamellen (zie pag. 49), zijn een belangrijk aanknopingspunt [189]. De ontwikkeling van deze groeiafwijking duurt ongeveer drie maanden. Dit is vaak langer dan dat de hoefbevangenheid bekend was bij de eigenaar. Deze veranderingen worden gewoonlijk – en dus soms onterecht – in verband gebracht met eerdere of chronische hoefbevangenheid.

Is er wel pijn, dan zien we een aantal van de volgende verschijnselen:
* Sterke polsslag met een hogere frequentie (80-120 slagen per minuut)
* Spiertrillingen en hogere spierspanning
* Zweten (let op dat je dit niet verwart met hyperhidrose, zoals beschreven op pagina 30)
* Uitdrogingsverschijnselen
* Verwijde pupillen, overmatige doorbloeding van het oogslijmvlies
* Verwijde neusgaten, platliggende oren
* Snel ademen (80-100 adembewegingen per minuut).
  Oude paarden ademen vaak sneller dan jonge. Houd hier rekening mee.
* Verhoging van de lichaamstemperatuur (40-41°)
* Warme hoeven, pulsaties
* Hoefabcessen
* Moeizaam en stram of helemaal niet willen bewegen, achterover hangen (laminitis-stand), heen en weer wiegen of zelfs niet meer willen staan.
* Prikkelbaarheid, angst, teruggetrokken zijn, zuchten en kreunen.

Om kreupelheid te classificeren gebruikt de dierenarts de schaal van Obel. In de volgende kadertekst lees je hier meer over.

De dierenarts kan met behulp van röntgenfoto's zijn vermoeden van hoefbevangenheid vaak al bevestigd zien, ook in de acute fase waar we het hier over hebben.

Zodra het hoefbeen in de hoefcapsule begint te kantelen is er sprake van de chronische fase. Er treden afwijkingen op aan de normale anatomie van de hoef, zowel zichtbare afwijkingen aan de buitenkant als afwijkingen die alleen op röntgenfoto's zichtbaar zijn.

Een van de bekendste hiervan is de lamellenwig. Doordat het hoefbeen loskomt en in de hoefcapsule begint te kantelen, ontstaat er in de teen van de hoef een ruimte tussen het hoefbeen en de hoefwand. Deze wordt opgevuld door hoorncellen, oud ontstekings- bloed, bloedserum, dood hoefmateriaal en nieuwe ontstekingen. Dit geheel noemen we de lamellenwig.

Het verzakkende hoefbeen trekt het weefsel van waaruit de hoefwand groeit, omlaag. Hierdoor ontstaat er een diepe ring in de hoefwand. Deze laminitisring is al een paar dagen na het begin van de hoefbevangenheid te zien. Daarna groeit hij vanaf de kroonrand mee naar beneden.

Flares zijn uitwaaierende vervormingen van de hoefwand. Ze ontstaan doordat de lamellen- verbinding niet goed in staat is om de krachten, die op de hoefwand inwerken, op te vangen.

Behalve deze drie makkelijk te herkennen eigenschappen van chronische hoefbevangen- heid, is er nog een heel scala aan problematische eigenschappen die oplopen in ernst naar- mate de ziekte vordert. In het boek 'Hoefbevangenheid : begrijpen, genezen, voorkomen' worden ze uitgebreid besproken. Hier beperken we ons tot de vaststelling dat zo'n beetje elk onderdeel van de hoef kan gaan ontsteken, vervormen, loslaten, breken of afsterven. Vanaf pagina 146 komen een paar van deze complicaties aan bod.

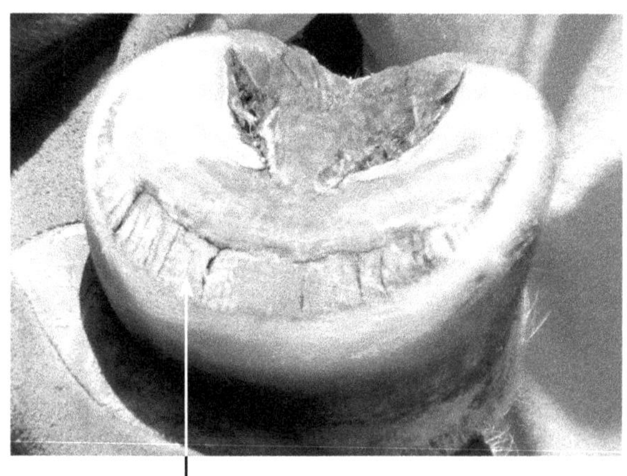

Lamellenwig
(foto: Cynthia Cooper)

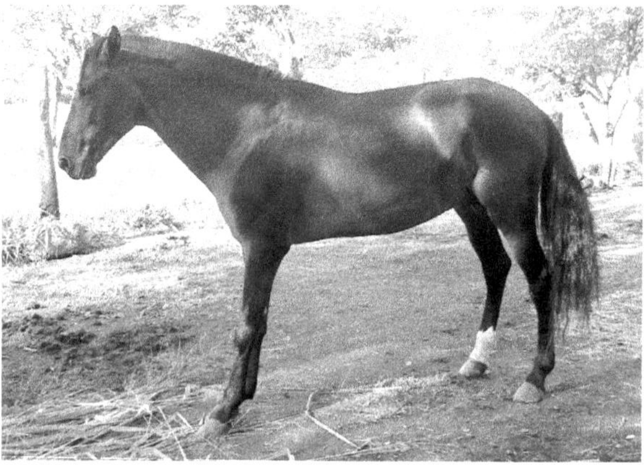

Laminitis-stand
(foto: Advanced Equine Therapies)

AANGEPASTE OBELSCHAAL

Niles Obel heeft in 1948 een classificatiesysteem ontwikkeld om de mate van kreupelheid bij hoefbevangenheid in te delen. De schaal loopt van 0 tot 4, waarbij Obel 0 staat voor 'alle beweging is probleemloos' en Obel 4 voor 'paard weigert te bewegen'. Hoe hoger de score, hoe kreupeler het paard is. Dierenartsen en de hoefverzorgers gebruiken dit systeem om de voortgang van de genezing in kaart te brengen. Een paard dat van Obel 4 naar Obel 3 gaat, is aan de beterende hand.

Het is niet een heel nauwkeurig systeem. Er zijn maar vijf categorieën, waardoor subtiele pijnverergering of -vermindering onopgemerkt blijft. Dit is een nadeel. Een andere belangrijke beperking van dit systeem is dat het gebaseerd is op SIRS-gerelateerde hoefbevangenheid, terwijl PPID-paarden met endocrinopathische hoefbevangenheid te maken krijgen. Bij deze vorm is het klinische verschijnsel pijn vaak milder, het kan meer sluipend beginnen of valt tussen twee Obel-klassen in. Als dat tussen Obel 0 en 1 is, bestaat het risico dat de hoefbevangenheid onopgemerkt blijft.

Vanuit de wetenschappelijke wereld was er een sterke behoefte aan een aangepaste Obel-schaal om de ernst van endocrinopathische hoefbevangenheid beter te classificeren. Deze bestaat nu en heet de aangepaste Obelschaal of de Meiermethode. Het is een beoordelings-systeem waarin punten worden toegekend aan verschillende klinische verschijnselen. De punten bij elkaar opgeteld geven een score op een schaal van 0 tot 12.

Het blijkt dat bij gebruik van dit systeem een beoordelaar vaak tot dezelfde uitkomst komt als hij een paard opnieuw beoordeelt en dat verschillende beoordelaars het vaak met elkaar eens zijn over hetzelfde paard [175].

Op dit moment wordt de aangepaste schaal alleen gebruikt door wetenschappelijk onderzoekers bij het testen van behandelings- en preventiemethoden. Het zou mooi zijn als de aangepaste schaal zijn weg vindt naar de dierenartsenpraktijken.

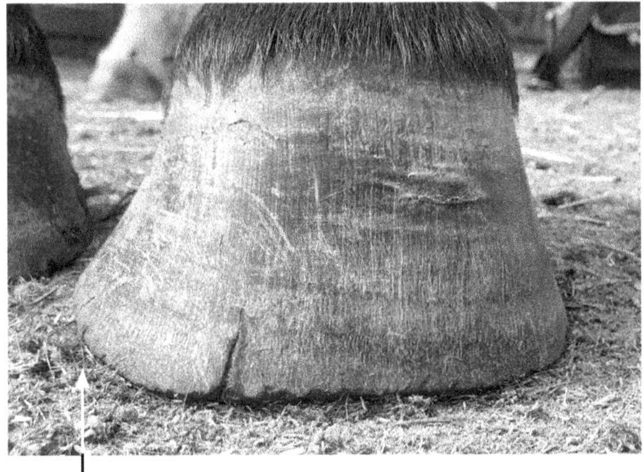

Flare

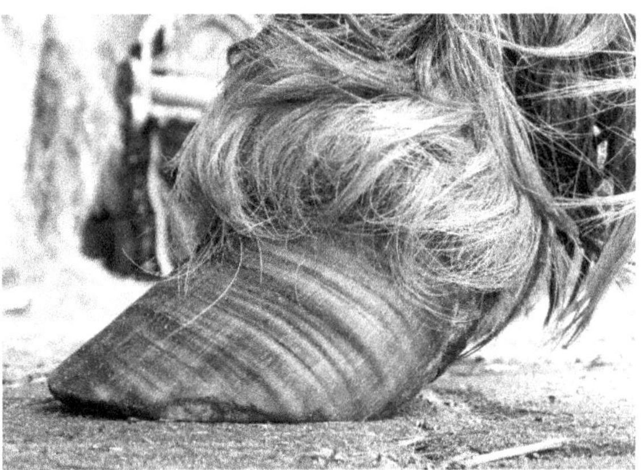

Laminitisringen

De schaal van Henneke is een ander beoordelingssysteem. In Nederland en België wordt deze minder vaak gebruikt dan de BCS. Ook dit systeem kent punten toe aan de hoeveelheid vet op bepaalde lichaamsdelen. De punten worden vervolgens gemiddeld. De betekenis van het gemiddelde staat in een schaal die van één tot negen loopt, waarbij één voor uitgemergeld staat en negen voor extreem dik. Voor de meeste paarden is de optimale score vier, vijf of zes.

De CNS wordt gebruikt om de halsomvang en daarmee overgewicht in kaart te brengen. Het is een schaal van zes punten waarbij een uitslag van vier en hoger niet goed zijn.

Je kunt zelf ook de BCS/Henneke en CNS voor je paard bijhouden in het op pagina 27 genoemde logboekje, maar pin je niet te veel vast op de cijfers. Onder andere leeftijd, ras, seizoen en gebruik van het paard kunnen voor normale variatie zorgen. Deze systemen zijn niet meer dan een hulpmiddel. Je dierenarts of voedingsdeskundige kan de score vaak beter in een groter geheel plaatsen.

Op zoek naar tekenen van adipositas kijkt de dierenarts verder nog naar de vetbulten boven de ogen, naar de peniskoker dan wel uier en de staartinplant.

Een hoge bloeddruk is ook een verschijnsel van EMS, net als polyurie, polydipsie en algehele lusteloosheid (apathie).

BLOEDONDERZOEK

Standaard bloedonderzoek toont de aanwezigheid van PPID niet aan, maar kan wel secundaire infecties laten zien, waardoor de dierenarts kan besluiten verder te zoeken naar PPID.

Hoewel bij PPID-paarden soms lichte bloedarmoede en afwijkingen van aantallen van bepaalde witte bloedcellen worden vastgesteld, is er nog te weinig bekend over hoe vaak dit werkelijk voorkomt. Het wordt daarom niet gebruikt om PPID vast te stellen.

Bij sommige PPID-paarden worden verhoogde hoeveelheden leverenzymen in het bloed gevonden, wat kan wijzen op een door corticosteroïden veroorzaakte leveraandoening [117].

ENDOCRINOLOGISCH BLOEDONDERZOEK

Laboratoriumdiagnostiek – in dit geval endocrinologisch bloedonderzoek – is belangrijk voor minder geavanceerde gevallen (vroeg stadium), het opsporen van subklinische en twijfelgevallen en om de respons op de behandeling te meten. Sommige paardeneigenaren die terughoudend zijn om te beginnen met medicatie die levenslang gegeven moet worden, voelen zich gesterkt als bloedonderzoek de aanwezigheid van de ziekte bevestigt.

Endocrinologisch bloedonderzoek zonder dat er klinische verschijnselen zijn, is een punt van discussie. De kans op een foutpositieve uitslag is groot (zie kadertekst). Vooral bij jonge paarden met niet overtuigende klinische verschijnselen, is dat het geval. Daarom zeiden we eerder al dat bloedonderzoek eigenlijk alleen zin heeft als het klinisch beeld van het paard ook in de richting van PPID wijst. Aan de andere kant is er iets voor te zeggen dat vroege interventie bij subklinische gevallen in de toekomst een hoop ellende kan voorkomen.

Recent onderzoek is gericht op een betere interpretatie van de uitkomsten van bloedonderzoek onder verschillende omstandigheden. Het gevolg hiervan is dat veel meer 'grijze gebieden' zichtbaar zijn geworden en dat het moeilijker is om een duidelijke grenswaarde te hebben om een diagnose te stellen (zie kadertekst 'Referentiewaarden').

In de grijze gebieden zijn hormoonspiegels normaal, terwijl er wel klinische verschijnselen aanwezig zijn óf andersom: verhoogde hormoonspiegels zonder klinische verschijnselen.

FOUTPOSITIEVE EN FOUTNEGATIEVE UITSLAG

Bij een foutpositieve uitslag toont een onderzoek ten onrechte aan dat het paard lijdt aan een bepaalde kwaal of afwijkingen heeft in het bloedbeeld. Loos alarm dus. Bij een foutnegatieve uitkomst is het andersom. Het paard heeft de ziekte wel of de afwijking in bloedwaarden is aanwezig, maar het onderzoek toont dit niet aan.

Beide situaties zijn onwenselijk. Een foutpositieve uitslag kan zorgen dat het paard te maken krijgt met overbehandeling; foutnegatief betekent onderbehandeling.

In het geval van overbehandeling ondergaat het paard nodeloos mogelijk schadelijke behandelingen en medicijnen, terwijl het bij onderbehandeling niet de zorg krijgt die het nodig heeft.

REFERENTIEWAARDEN

Bij bloedonderzoeken gebruiken we referentiewaarden. Dit zijn twee uiterste waarden waarbinnen de uitkomsten aanvaardbaar of normaal zijn. We noemen ze daarom ook normaalwaarden. Het overgrote deel van de gezonde paarden valt binnen die waarden.

Als bloedonderzoek een uitkomst geeft die buiten die waarden valt, zowel hoger als lager, dan zal de dierenarts daarin aanleiding zien om zijn vermoeden dat hij door de anamnese en het klinisch onderzoek had gekregen, bevestigd te zien. Ligt de uitkomst binnen de referentiewaarden, dan kan hij verder zoeken. Liggen bij verdere bloedonderzoeken alle uitkomsten binnen de referentiewaarden, dan zal hij steeds meer overtuigd raken dat het paard de aandoening niet heeft.

Opnieuw testen tijdens de piek van de seizoensgebonden stijging in september-oktober is aan te raden. Een ander soort test uitvoeren geeft ook meer duidelijkheid.

In het geval van weinig of milde klinische verschijnselen bij normale hormoonspiegels, zal de dierenarts verder kijken naar andere mogelijke oorzaken voor het afwijkende klinisch beeld.

SOORTEN TESTEN

Sommige testen kunnen aan huis gedaan worden, andere beter in de kliniek. Dit laatste bijvoorbeeld als er op vaste tijdstippen bloed afgenomen moet worden of omdat er speciale materialen nodig zijn voor de verwerking van het bloedmonster.

Er zijn basale testen en dynamische testen. Bij basale testen wordt er één bloedmonster genomen om te bepalen hoeveel er van een stof, zoals een hormoon, in het bloed aanwezig is. Bij dynamische testen wordt er eerst een bloedmonster onderzocht om het gehalte aan bepaalde stoffen te meten. Dit fungeert als de nulmeting. Vervolgens wordt er een stof gevoerd of bij het paard ingespoten. Enige tijd later wordt een tweede bloedmonster genomen om te kijken welke veranderingen er hebben plaatsgevonden onder invloed van deze stof.

Voor de hierna besproken testen geldt dat het een goed idee is om minstens jaarlijks, maar liever tweemaal per jaar, te testen om te kijken hoe het bloedbeeld verandert en of medicatie bijgesteld moet worden. Het is ook bemoedigend als de uitslagen laten zien dat alle moeite die je doet om de insulinegevoeligheid van je paard te verbeteren met lichaamsbeweging en voedingsaanpassingen, zijn vruchten afwerpt.

ACTH-BEPALING

Dit is een basale test die de hoeveelheid ACTH in het bloedplasma meet. Op pagina 23 staat uitgelegd dat bij paarden met PPID de hoeveelheid ACTH hoger is, doordat er meer van dit hormoon uit zijn voorloper POMC gemaakt wordt en doordat de verdere omzetting in afgeleide hormonen de productie niet kan bijbenen.

Als we ervan uitgaan dat de ACTH die in de middenkwab van de hypofyse wordt geproduceerd biologisch minder actief is dan de ACTH die uit de voorkwab van een gezonde hypofyse komt, lopen we tegen een beperking van de ACTH-bepaling aan. De test toont namelijk wel de aanwezigheid van ACTH aan, maar niet zijn effectiviteit of uit welk deel van de hypofyse hij afkomstig is.

Er zijn paarden met hoge ACTH-waarden die geen PPID hebben. Staar je niet blind op de uitslag van een ACTH-bepaling. Het klinisch beeld is minstens zo belangrijk. Verderop lees je waardoor ACTH-waarden nog meer omhoog kunnen gaan, zonder dat er sprake is van PPID.

Hoe verder de ziekte gevorderd is, hoe groter de betrouwbaarheid van de test.

Uit een meta-analyse van tien onderzoeken bleek in 2020 dat de testgevoeligheid 68% bedraagt en de testspecificiteit 86% [3]. Het eerste percentage geeft aan hoe vaak de test terecht vaststelt dat de ziekte aanwezig is; het tweede dat dit niet het geval is. Tijdens de seizoensgebonden stijging liggen deze percentages volgens een onderzoek uit 2013 hoger op respectievelijk 100% en 95% [121].

Procedure

- Er wordt bloed afgenomen.
- Door aan het bloedmonster een antistollingsmiddel toe te voegen, blijft het vloeibaar.
- Het bloedmonster wordt gekoeld.
- Door centrifugeren of zwaartekracht wordt het plasma (het vloeibare deel van het bloed) van de bloedcellen gescheiden.
- Binnen 48 uur wordt het monster gekoeld verzonden naar het laboratorium. Daar wordt de analyse uitgevoerd op het plasma.

Referentiewaarden

In 2010 is er een onderzoek gedaan met bloedmonsters van meer dan 1000 paarden. Op basis daarvan zijn referentiewaarden vastgesteld die we sindsdien gebruiken voor paarden die leven in de gematigde zone van het noordelijk halfrond (tussen de noordpoolcirkel en de Kreeftskeerkring) [26]. Dit systeem, dat op het moment van schrijven nog het meest gebruikt wordt in Nederland en België, gaat uit van twee mogelijke uitkomsten, namelijk wel of geen PPID. Van november–juli geldt een paard als PPID-positief als de waarde hoger is dan 29 pg/ml (picogram per milliliter). Van augustus–oktober ligt de grens bij 47 pg/ml.

Er bestaat een ander systeem, waarbij ervan uitgegaan wordt dat paarden met ACTH onder de 19 pg/ml waarschijnlijk geen PPID hebben en boven de 40 pg/ml waarschijnlijk wel. Er tussenin zitten de twijfelgevallen (het grijze gebied, waar we het eerder over hadden) [160]. Dit systeem wordt in Nederland niet veel gebruikt.

Onlangs zijn door *The American College of Veterinary Internal Medicine (ACVIM)* veel hogere grenswaarden gedefinieerd voor de diagnose van PPID in de herfstmaanden (zie tabel 1 op pagina 77). De seizoensgebonden stijging begint volgens de ACVIM ook eerder en loopt langer door. De piek ligt nog steeds in september en oktober.

De indeling maakt eveneens onderscheid tussen negatief, twijfelgeval en positief. Deze indeling begint ook in Nederland en Vlaanderen steeds vaker gebruikt te worden.

De PPID-werkgroep van de *Equine Endocrinology Group (EEG)* adviseert een indeling in vier perioden (tabel 2). Deze indeling wordt bij ons nog niet veel gebruikt.

Laat je door al deze indelingen niet van de wijs brengen. Je dierenarts zal de bloeduitslagen interpreteren met de indeling van zijn keuze. Bij twijfelachtige uitslagen zal hij extra aandacht besteden aan het klinisch beeld, opnieuw testen of een aanvullende test uitvoeren.

Sommige laboratoria gebruiken een ander waardesysteem. Zij rekenen met pmol/L (picomol per liter) i.p.v. met pg/ml. Je kunt dit voor ACTH zelf makkelijk omrekenen:
- pg/ml naar pmol/L : x 0,2202
- pmol/L naar pg/ml : x 4,5413

Als je bijvoorbeeld op sociale media de uitkomsten van bloedonderzoek wilt bespreken met andere paardeneigenaren, vermeld dan welk waardesysteem gebruikt is. Zo voorkom je verwarring.

Het spreekt voor zich dat je voor het vergelijken van herhaalde testuitslagen met hetzelfde waardesysteem moet werken.

Er bestaan ook verschillende analysetechnieken (assays) om ACTH te meten. De uitkomsten van twee bloedonderzoeken die door verschillende laboratoria, met verschillende technieken zijn uitgevoerd, kun je niet klakkeloos met elkaar vergelijken [34]. Met name bij lage ACTH-waarden lopen de resultaten van beide technieken uiteen.

Toch hoef je je ook daar als paardeneigenaar niet druk om te maken. De meeste commerciële laboratoria gebruiken namelijk de zogeheten *chemiluminescence assay* (CIA), waar in een onderzoeksomgeving vaker de *radioimmunoassay* (RIA) wordt gebruikt. De ACVIM-waarden zijn overigens gebaseerd op een CIA. Bij twijfel kun je natuurlijk altijd je dierenarts vragen of je de resultaten van het uitgevoerde bloedonderzoek naast dat van een vorig onderzoek kunt leggen.

ANDERE FACTOREN DIE ACTH BEÏNVLOEDEN
ACTH-waarden kunnen door een aantal dingen beïnvloed worden, die niets met PPID te maken hebben. Met andere woorden, je paard kan veel ACTH in zijn bloed hebben zonder dat er sprake is van zenuwafbraak en dus geen PPID

PERIODE	NEGATIEF	TWIJFELGEVAL	POSITIEF
midden–november / midden–juli	< 30 pg/ml	30–50 pg/ml	> 50 pg/ml
midden–juli / midden–november	< 50 pg/ml	50–100 pg/ml	> 100 pg/ml

Tabel 1. ACVIM-waarden

PERIODE	NEGATIEF	TWIJFELGEVAL	POSITIEF
december / juni	< 15 pg/ml	15–40 pg/ml	> 40 pg/ml
juli & november	< 15 pg/ml	15–50 pg/ml	> 50 pg/ml
augustus	< 20 pg/ml	20–75 pg/ml	> 75 pg/ml
september / oktober	< 30 pg/ml	30–90 pg/ml	> 90 pg/ml

Tabel 2. EEG-waarden

hebben. Dit wordt op sociale media soms pseudo-PPID of pseudo-Cushing genoemd; termen die meer verwarring scheppen dan dat ze oplossen.

Om een zo betrouwbaar mogelijke uitslag te krijgen is het belangrijk deze factoren zo veel mogelijk onder controle te hebben op de dag dat er bloed afgenomen wordt. Dit is niet met alle factoren mogelijk. Degene waar je geen invloed op hebt, neemt de dierenarts mee in zijn interpretatie van de laboratoriumuitslagen.

SEIZOENSGEBONDEN STIJGING

Je hebt net gelezen dat er van augustus t/m oktober (of van midden–juli t/m midden–november, als de ACVIM-referentiewaarden gebruikt worden) een hogere referentiewaarde wordt gebruikt om vast te stellen of een paard PPID heeft. Zo kan men rekening houden met de zogeheten seizoensgebonden stijging.

De daglengte heeft grote invloed op de ACTH-concentratie bij alle paarden. Als de dagen in de herfst korter worden stijgt de ACTH-productie. De splitsingsproducten (alfa-MSH en CLIP) van de door de middenkwab geproduceerde ACTH nemen als gevolg ook toe. De hogere hormoonproductie komt doordat het lichaam zich voorbereidt op de voedselschaarste die bij de winter hoort.

Hoe het bij paarden zit met de korter wordende dagen en beta-endorfine, dat direct uit POMC wordt gemaakt, is nog niet goed in kaart gebracht. Op basis van wat we weten over andere zoogdieren en een onderzoek bij merries uit 2009 is het voor de hand liggend dat ook de productie van dit hormoon in het najaar stijgt [235]. Voor het gemak bedoelen we vanaf hier met seizoensgebonden stijging de toename van de ACTH-productie in het najaar.

Bij paarden met PPID zijn de waarden in die periode opvallend veel hoger dan bij gezonde paarden (zie grafiek). De seizoensgebonden stijging duurt bij hen ook vaak langer. Met name bij oudere paarden en paarden die al langer PPID hebben, is dit het geval.

Kun je wel betrouwbaar testen in deze periode? Ja, dat kan juist goed, aangezien bij PPID-paarden de stijging groter is dan bij gezonde paarden. Hierdoor zijn ook vroege gevallen makkelijker te herkennen. Eerder heb je gelezen dat tweemaal per jaar testen aan te raden is. Een van deze twee keer moet dan tijdens de seizoensgebonden stijging zijn.

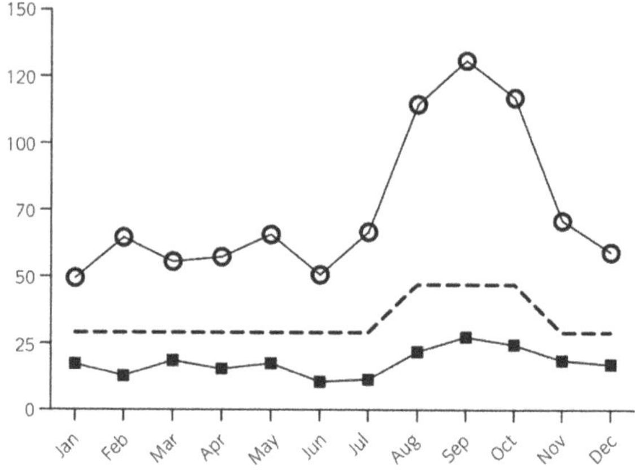

ACTH-concentratie in pg/ml per maand bij PPID-paarden (rondjes) en gezonde paarden (blokjes). De stippellijn geeft de bovengrens van de referentiewaarden aan.
(grafiek: V. Copas, A. Durham [26])

Uiteraard is de seizoensgebonden stijging niet iets wat van de ene op de andere dag optreedt. De stijging neemt in het begin geleidelijk toe en aan het eind geleidelijk, zij het iets sneller, af. In de periodes vlak voor en vlak na de piek en als de uitslag niet overtuigend is, is het extra belangrijk dat je deze plaatst in het klinisch beeld. Een dexamethasonsuppressietest (verderop beschreven) kan in dit geval ook duidelijkheid geven, of je laat drie maanden later opnieuw testen.

Een retrospectief onderzoek uit 2020, waarbij gebruik werd gemaakt van een grote database met testuitslagen, suggereert dat de referentiewaarden zelfs per week anders zouden moeten liggen [29]. *The Liphook Equine Hospital*, waar de hoofdonderzoeker aan verbonden is, doet dit tegenwoordig al. Met name van juni t/m december zou dit kunnen helpen voorkomen dat subklinische gevallen onopgemerkt en dus onbehandeld blijven. Het zou ook minder vaak voorkomen dat paarden behandeld worden, terwijl ze geen PPID hebben.

Bij ezels en kleine ponyrassen zoals Shetlandpony's, is de seizoensgebonden stijging sterker dan bij paarden. Bij merries is de stijging iets sterker dan bij ruinen en hoe ouder het paard, hoe geprononceerder de stijging [140].

De hoeveelheid zonne-uren per dag is ook afhankelijk van de breedtegraad waarop het paard zich bevindt. De seizoensgebonden stijging is iets minder sterk naarmate we verder naar het noorden gaan [68]. De referentiewaarden die wij in Nederland en België gebruiken, zijn hier nog niet op aangepast.

Buiten de seizoensgebonden stijging zijn de hormoonwaarden zo goed als stabiel. Gesteld dat de verhogende factoren die we hierna gaan bespreken niet aan de orde zijn natuurlijk.

MOMENT OP DE DAG

Er is een onderzoek uit 2014 dat laat zien dat met name bij gezonde paarden ACTH rond acht uur 's morgens op zijn hoogst is [160]. Gedurende de dag neemt het dan af. Er zijn ook onderzoeken die laten zien dat dit niet het geval is. De normale, lichte schommelingen van ACTH-afgifte komen vrijwel uitsluitend voort uit de voorkwab van de hypofyse en vertekenen daardoor het beeld van ACTH-afgifte door de middenkwab. Dit wordt nog eens onderstreept door het feit dat alfa-MSH, dat gevormd wordt uit het ACTH van de middenkwab, géén circadiaans ritme heeft. Om het zekere voor het onzekere te nemen en zo goed mogelijk te kunnen vergelijken, is het handig om herhaalde tests op ongeveer hetzelfde tijdstip uit te voeren.

> **CIRCADIAANS RITME**
> Biologisch ritme waarvan de cyclus ongeveer 24 uur duurt. Bijvoorbeeld het slaap-waakritme van de mens.

Bij gezonde paarden wordt ACTH in pulsen uitgescheiden door de hypofyse [178]. Dit zou onverwachte bloedwaarden kunnen opleveren. Het onderzoek uit 2014 vond deze pieken niet terug [160]. De onderzoekers gaven wel aan dat dit zou kunnen liggen aan verschillen in onderzoeksopzet.

STRESS

Stress zorgt voor hogere ACTH-waarden en kan zo de uitkomsten van bloedonderzoek verstoren [40]. De kans op een foutpositieve uitslag neemt toe.

> *In het geval van stress komt de ACTH uit de voorkwab van de hypofyse; niet uit de middenkwab. Met een ACTH-bepaling is onmogelijk vast te stellen wat de oorsprong is van de gemeten ACTH.*

Het bloedprikken zelf kan al zo stressvol zijn, dat de ACTH omhooggaat. Een gehaaste of knorrige dierenarts of een gestreste eigenaar helpt dan ook niet. De rit op een trailer naar een kliniek is ook een bekende stressfactor. Zorg dus voor bloedafname aan huis en creëer een ontspannen situatie. Moet je paard toch op de trailer, wacht dan minstens een half uur na het uitladen voordat er bloed afgenomen wordt [93].

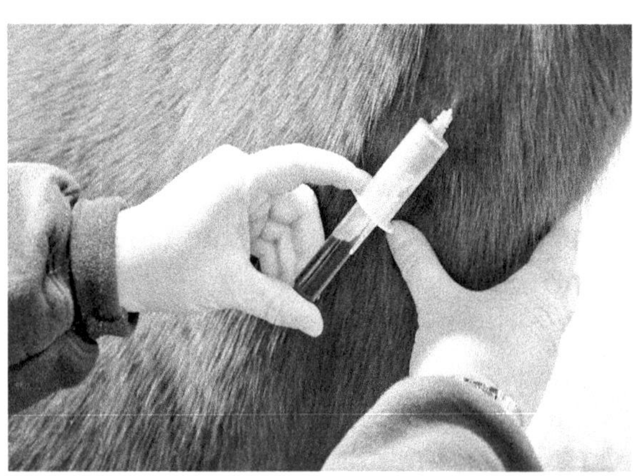

Bloedprikken kan stress opleveren

PIJN EN ZIEKTE

Pijn zorgt, net als stress, voor hogere ACTH-waarden. Ook deze ACTH is afkomstig uit de voorkwab van de hypofyse en zegt dus niets over het al dan niet aanwezig zijn van PPID. Testen tijdens met name de acute fase van hoefbevangenheid is daarom niet aan te raden. Praamgebruik zou ook een hogere ACTH-waarde kunnen geven. Lastig dus als een paard een praam op krijgt voor de bloedafname.

PPID-ers zijn vaak al wat ouder en ouderdom komt met gebreken. Ouderdomskwalen, zoals artrose of EOTRH (zie pag. 39), zijn pijnlijk en kunnen zo voor hogere ACTH-waarden zorgen.

Paarden die ernstig ziek zijn produceren zo veel meer ACTH, dat een ACTH-bepaling om PPID vast te stellen niet meer nauwkeurig is. Een ACTH-bepaling uitvoeren bij een paard met koliek is bijvoorbeeld tamelijk onzinnig. Gelukkig zal geen dierenarts dat willen doen.

VOEDSEL

De inname van voedsel heeft een verhogend effect op ACTH. Uit een onderzoek uit 2014 bleek dat ACHT-spiegels significant lager zijn na twaalf uur vasten, dan wanneer ze twee uur na voedselinname gemeten worden, volgend op een periode van twaalf uur vasten [155]. Vraag je dierenarts daarom of hij wil dat je paard nuchter is.

Een onderzoek uit 2018 vond dat bij gezonde, oudere paarden (circa twintig jaar oud) die voedsel krijgen dat veel zetmeel bevat, de ACTH-waarden hoger zijn dan bij paarden van ongeveer negen jaar oud, op hetzelfde dieet [65]. Deze gezonde oudjes zouden zo dus onterecht als PPID-er bestempeld kunnen worden.

MEDICIJNEN, SEDATIE

Paarden met aandoeningen aan de ademhalingswegen kunnen Ventipulmin™ voorgeschreven krijgen. Van dit middel is bekend dat het de ACTH-productie verhoogt.

Sedatie kan zowel voor stijging als daling van ACTH zorgen. Volgens *The Liphook Equine Hospital* is het geen goed idee om een paard te sederen voor een ACTH-bepaling [201].

In 2001 vond een Pools onderzoek dat bij ratten de ACTH-waarden lager uitpakten bij behandeling met bepaalde NSAID's. Of dit bij paarden ook zo is, is daarmee niet gezegd [161].

> **NSAID's**
> Niet-Steroïde Anti-Inflammatoire Drugs. Bepaalde groep pijnstillende en ontstekingsremmende medicijnen.

INSPANNING

Direct na fysieke inspanning neemt de ACTH-productie toe [61]. Een paard dat net als een dolle door het weiland heeft lopen galopperen of in de bak onder de ruiter heeft gewerkt, zal een hogere waarde hebben. Haal je paard minstens een half uur voor het bezoek van de dierenarts uit het land en zet hem op een rustige en vertrouwde plek.

PAARD, PONY OF EZEL, GESLACHT

Een onderzoek uit 2010 vond dat ezels hogere ACTH-waarden hebben dan paarden, voornamelijk van mei tot november [250]. Een groot onderzoek uit 2022 laat dit ook zien voor Shetland- en Welshpony's (juli-september) en arabieren (mei-november) [71]. Merries hebben volgens dit onderzoek in de vroege herfst (september) hogere waardes dan ruinen en hengsten. Er is meer onderzoek nodig om te kijken of en hoe de referentiewaarden aangepast moeten worden.

LEEFTIJD

Hoe ouder het paard, hoe hoger de ACTH-spiegels [140]. Dit komt mede doordat zenuwafbraak ook onderdeel uitmaakt van het normale verouderingsproces. Je kunt zelfs de vraag stellen of een oud paard met zenuwafbraak die bij zijn leeftijd past en licht verhoogde ACTH-waarden nou wel of geen PPID heeft; vooral als de klinische verschijnselen minimaal blijven.

Afhandeling van het bloedmonster

Er zijn een aantal zaken waar je dierenarts rekening mee moet houden bij
het klaarmaken en versturen van het
bloedmonster om een vertekende uitkomst te voorkomen. Uiteraard weet hij
heel goed hoe dat moet en is het niet
handig hem hierop te wijzen.

Voor de leergierigen onder ons kunnen
we zeggen dat deze de factoren zijn
die de ACTH-waarden omhoog dan
wel omlaag kunnen laten gaan: de tijd
dat het bloedmonster bewaard wordt
voordat het geanalyseerd wordt, of het
goed gekoeld wordt, of het ingevroren
wordt of niet, de tijd dat het ingevroren
bewaard wordt en of er al dan niet
gebruik is gemaakt van TRH-stimulatie
(zie volgende pagina).

ALFA-MSH-BEPALING

Dit is een basale test die de hoeveelheid
alfa-MSH in het bloedplasma meet.
Alfa-MSH wordt niet beïnvloed door
zaken als stress, ziekte of transport
en geeft dus minder foutpositieve
of -negatieve resultaten dan een
ACTH-bepaling.

Doordat het uit ACTH gevormd wordt,
laat alfa-MSH ook een sterke stijging
zien in de herfstmaanden. Deze stijging
is bij alfa-MSH relatief flink groter dan
bij ACTH; tot meer dan driemaal hoger.
Deze test zou daarom nuttig kunnen zijn
voor en na het einde van de piek van de

seizoensgebonden stijging of als de uitslag van een ACTH-bepaling niet overtuigend is. Ook kan alfa-MSH al vroeg
in het ziekteproces stijgen, waardoor
een alfa-MSH-bepaling gebruikt zou
kunnen worden om een vroege diagnose
te stellen.

Door alfa-MSH te meten is specifiek
aan te tonen dat er een probleem in de
middenkwab is. Zoals je nu weet is dit
bij een ACTH-bepaling niet het geval,
omdat ACTH ook uit de voorkwab
afkomstig kan zijn.

Helaas is deze test nog niet commercieel beschikbaar. Zodra dit wel het
geval zal zijn, kan het een belangrijk
diagnostisch hulpmiddel worden.

BETA-ENDORFINEBEPALING

Beta-endorfine is bij PPID ook verhoogd. Het is wel een splitsingsproduct
van POMC, maar het wordt niet uit
ACTH gemaakt. In tegenstelling tot
de alfa-MSH-bepaling zegt een basale
beta-endorfinebepaling dus niets
over ACTH.

Het zou interessant zijn als de dierenarts de bloedwaarde van dit hormoon
ook zou kunnen laten vaststellen.
Op dit moment is er echter geen laboratorium dat deze test commercieel
aanbiedt. Mede hierdoor weten we nog
weinig over de rol van beta-endorfine
met betrekking tot PPID.

TRH-STIMULATIETEST

Dit is een dynamische test die bij paarden met PPID een bovenmatige reactie van de hypofyse op de toediening van TRH aantoont, in vergelijking met normale paarden.

> **TRH**
> *Thyrotropin-Releasing Hormone* (thyrotropine-vrijmakend hormoon). Door de hypothalamus geproduceerd hormoon dat de hypofyse aanzet tot het produceren van hormonen.

Jammer genoeg is TRH zowel duur als moeilijk te verkrijgen. Deze test wordt vooralsnog hoofdzakelijk gebruikt in een wetenschappelijke context.

De TRH-stimulatietest bewijst zijn nut als de ACTH-resultaten niet overtuigend zijn (de twijfelgevallen in de tabellen op pagina 77) of als de klinische verschijnselen toch sterk wijzen op PPID, terwijl de ACTH-resultaten PPID-negatief zijn. Ook voor het opsporen van subklinische PPID zou deze test kunnen helpen. Verder kan hij ook nuttig zijn in de tijd van het jaar dat ACTH laag is en geen grote variatie laat zien; van december tot en met juni dus. Tenslotte zou hij doorslag kunnen geven in de eerdergenoemde gevallen, waarbij ACTH door andere factoren omhooggestuwd wordt.

Net als bij de ACTH-bepaling is er bij de TRH-stimulatietest sprake van schommelende waarden die afhankelijk zijn van seizoen, leeftijd, stress en voedselinname.

Onderzoek uit 2020 suggereert dat deze test uitgevoerd kan worden bij paarden met lichte tot matige pijn zonder dat dit invloed heeft op de uitslag [19].

De test zou als aanvulling op de hierna beschreven DST kunnen fungeren, als deze eerder is uitgevoerd en niet overtuigend is. De TRH-stimulatietest is daardoor goed geschikt om PPID in een vroeg stadium aan te tonen.

Vanwege al deze voordelen zou het handig zijn als de TRH-stimulatietest in Nederland en België gangbaar en betaalbaar werd.

PROCEDURE
- Er wordt bloed afgenomen zoals eerder beschreven om ACTH en eventueel alfa-MSH te meten.
- Vervolgens wordt er 1 mg TRH intraveneus toegediend (0,5 mg voor pony's lichter dan 250 kilo).
- Na tien minuten wordt er een tweede bloedmonster afgenomen.
- Bij paarden met PPID is ACTH nu fors hoger; alfa-MSH is zelfs viermaal zo hoog.
- Soms wordt na een half uur nog een derde monster genomen en geanalyseerd.

Seizoensgebonden verschillen in de respons op TRH komen bij gezonde paarden voor. Daarom in dit geval dan beter weer niet testen van augustus t/m oktober. Er zijn ook nog geen goede referentiewaarden voor deze periode vastgesteld.

DEXAMETHASONSUPPRESSIE-TEST (DST)

Dexamethason is een synthetische variant van cortisol. Cortisol heeft een remmende werking op de voorkwab van de hypofyse. Door het toedienen van dexamethason wordt deze kunstmatig geremd in de productie van ACTH. De bijnieren gaan nu minder cortisol aanmaken. De mate waarin de cortisolproductie afneemt, kan in het bloed worden gemeten. Is deze na toediening van dexamethason onvoldoende, dan is dit een aanwijzing dat de middenkwab van de hypofyse veel ACTH produceert. Bij een gezond paard zal dat niet het geval zijn; bij een paard met PPID wel. Simpel gezegd schakel je met deze dynamische test de grootste bron van cortisol tijdelijk uit, waardoor je kunt zien wat de andere, kleinere bron doet.

Doordat de lichaamseigen cortisolproductie ook gewoon doorgaat en onder invloed staat van verschillende, niet makkelijk te controleren factoren, kan dit foutpositieve en foutnegatieve resultaten geven. Deze test werd lang als standaardtest gezien, maar daar is men nu van teruggekomen.

De test vereist toediening van synthetische corticosteroïden, wat af te raden is bij PPID-ers die op het randje van hoefbevangenheid balanceren of daar al overheen zijn. Vooral voor deze paarden zou het goed zijn als de TRH-stimulatietest gebruikt zou kunnen worden.

Een praktisch bezwaar is dat de dierenarts twee keer langs moet komen.

PROCEDURE

- Er wordt rond vier uur 's middags bloed afgenomen om het gehalte cortisol te bepalen.
- Er wordt nu een kleine hoeveelheid (40 µg/kg lichaamsgewicht) dexamethason in een ader gespoten.
- De volgende dag wordt er rond twaalf uur 's middags opnieuw bloed afgenomen. In dit bloedmonster moet de hoeveelheid cortisol dus laag zijn om als negatieve testuitslag te gelden.

Er zijn geen goede referentiewaarden vastgesteld die zeggen hoeveel lager de cortisolwaarden moeten zijn.

Het op pagina 81 genoemde onderzoek uit 2018 zag niet alleen hogere ACTH-waarden bij oude paarden op zetmeelrijk voedsel, maar ook hogere cortisolwaarden [65]. Hier zou bij de dexamethasonsuppressietest rekening mee gehouden moeten worden.

Voor de diagnose van PPID bij ezels lijkt deze test niet geschikt, omdat hij te veel foutnegatieve uitslagen geeft [123].

DOMPERIDONRESPONSTEST

Domperidon is een dopamine-antagonist. Dit wil zeggen dat het een remmende werking op dopamine heeft. Na toediening zal de middenkwab van de hypofyse van paarden met PPID nog veel meer ACTH produceren [38]. Bij gezonde paarden zal dit nauwelijks het geval zijn doordat bij hen de voorkwab van de hypofyse de voornaamste bron van ACTH is. De voorkwab staat niet onder invloed van dopamine. Deze dynamische test wordt tegenwoordig minder vaak gebruikt.

HET TESTEN
VAN INSULINEDYSREGULATIE

Insulinedysregulatie komt voor bij minstens een derde van de paarden met PPID. Daarom is het echt belangrijk om minstens één keer te testen op insuline- en glucoseconcentraties in het bloed of een orale glucose-tolerantietest uit te voeren. Door een bijtijdse diagnose en behandeling van insulinedysregulatie kun je het risico op hoefbevangenheid en verergering van EMS verkleinen.

Een paard met pijn, bijvoorbeeld als gevolg van hoefbevangenheid of een paard met stress, produceert meer cortisol en adrenaline [40]. Dit beïnvloedt de hoeveelheid glucose, insuline en leptine in het bloed. Het beste wacht je daarom met testen tot de pijn en stress minder zijn. Dit is soms lastig, doordat het verplicht vasten voor de hierna beschreven nuchtere insulinebepaling ook stress oplevert.

> **ADRENALINE**
> Hormoon en neurotransmitter die o.a. invloed heeft op de bloedsuikerspiegel.

Plotseling slechtere bloeduitslagen van herhaald onderzoek naar insuline-dysregulatie kunnen een aanwijzing zijn dat een paard met insulinedysregulatie nu ook met PPID te maken heeft.

INSULINEBEPALING

Dit is een basale test, waar twee varianten van bestaan. Bij de ene moet het paard nuchter zijn, bij de andere is dit niet nodig.

NUCHTERE INSULINEBEPALING

Bij de nuchtere insulinebepaling wordt er na een periode van zes uur vasten bloed afgenomen bij het paard. Vervolgens wordt de hoeveelheid insuline in het bloedmonster vastgesteld. Insuline-spiegels van meer dan 20 IU/L worden voor de meeste rassen beschouwd als hyperinsulinemisch [52].

> **IU/L**
> International Units per Liter.
> Farmaceutische maateenheid
> voor een relatieve hoeveelheid
> van een stof.

De insuline-respons (piek in de insuline-productie) wordt door allerlei andere factoren beïnvloed. Deze test geeft daardoor veel foutnegatieve uitkomsten [223]. Dit wil dus zeggen dat ten onrechte geconcludeerd wordt dat er géén sprake is van insulineresistentie. Dit komt doordat het een momentopname is waarbij je ook nog eens de factor voedselinname hebt weggenomen, die normaal gesproken zorgt voor een insulinerespons van het lichaam. Je weet dus niet hoe je paard zou reageren als hij wel suikers had binnengekregen. Bijna twee op de drie insulineresistente paarden glipt door deze test heen. Ook het aantal foutpositieve uitslagen is aan de hoge kant.

De bovenwaarde bij de nuchtere insulinebepaling kan voor sommige paardenrassen afwijkend zijn. Je dierenarts houdt hier rekening mee.

NIET-NUCHTERE INSULINEBEPALING

Bij de niet-nuchtere insulinebepaling test hoeft het paard niet te vasten in de zes uur voordat bloed wordt afgenomen. Hij krijgt toegang tot gras of hooi. Net als bij de vorige test wordt de hoeveelheid insuline in het bloedmonster vastgesteld. Het grote nadeel is dat de precieze hoeveelheid genuttigde koolhydraten onbekend is. Zat er heel veel suiker in het voedsel, dan zal de insulinerespons ook hoog zijn.

Deze test is minder nauwkeurig dan de nuchtere insulinebepaling. Dit heeft men proberen op te lossen door de bovengrens van de referentiewaarden de helft hoger te leggen. Een niet-insulineresistent paard kan zich onmogelijk over de grens heen eten. Dit neemt niet weg dat er veel twijfelgevallen zijn net onder de bovengrens. Een voordeel van de niet-nuchtere insulinebepaling is dat hij minder foutnegatieve uitkomsten geeft.

INSULINERESPONSTEST

Van deze dynamische test bestaan ook twee versies. Dit zijn de tweestaps insulineresponstest en de gecombineerde glucose-insulinetest.

TWEESTAPS INSULINERESPONSTEST

Bij de tweestaps insulineresponstest wordt eerst de glucose in het bloed gemeten. Na deze nulmeting spuit de dierenarts insuline in bij het paard. Een half uur later meet hij opnieuw de bloedsuikerspiegel. Bij paarden zonder insulinedysregulatie moet deze minstens gehalveerd zijn. Bij paarden mét insulinedysregulatie is dat niet het geval.

Gecombineerde glucose-insulinetest

De gecombineerde glucose-insulinetest is een variant van de tweestaps insulineresponstest, waarbij er eerst glucose en daarna insuline geïnjecteerd wordt. Na drie kwartier wordt de bloedsuikerspiegel gemeten. Deze moet bij paarden zonder insulinedysregulatie dan weer normaal zijn. Nog eens een half uur later wordt hetzelfde gedaan voor insuline. Ook deze zou dan weer normaal moeten zijn.

Zowel de tweestaps insulineresponstest als de gecombineerde glucose-insulinetest, wordt vooral in een wetenschappelijke context gebruikt en binnen gespecialiseerde paardenklinieken.

Leptine- en adiponectinebepaling

De dierenarts kan eventueel de hoeveelheid van het eetlustregulerende hormoon leptine in het bloed meten. Op pagina 41 heb je gelezen wat insulineresistentie is. In de de beginfase van insulineresistentie blijven de bloedsuikerwaarden redelijk normaal, terwijl de hoeveelheid insuline in het bloed te hoog is. Toch is het mogelijk dat de insulinewaarden net binnen de referentiewaarden blijven. Een verhoogde leptinespiegel geeft dan de doorslag; er is sprake van insulinedysregulatie.

De hoeveelheid adiponectine kan ook bepaald worden. Paarden met insulinedysregulatie hebben vaker een verlaagde adiponectinespiegel.

Een hoog leptinegehalte samen met een laag adiponectinegehalte heeft volgens onderzoek uit 2017 een voorspellende waarde voor het optreden van hoefbevangenheid bij pony's [219].

Je paard moet overigens wel echt een uitgesproken twijfelgeval zijn, wil de dierenarts deze bloedonderzoeken uitvoeren.

Glucosebepaling

Dit is een basale test waarbij de hoeveelheid suiker in het bloedserum wordt bepaald. Dit is nauwkeuriger dan meten in het bloed zelf.

> **Bloedserum**
> Heldergele vloeistof die overblijft als men bloedplasma laat stollen en het stolsel centrifugeert.

Orale glucosetolerantietest

De onbetrouwbaarheid van de basale nuchtere insulinebepaling kan ondervangen worden met de dynamische orale glucosetolerantietest (of: glucoseconcentratietest). Hij geeft minder foutnegatieve uitslagen [33].

De test moet aantonen hoe suiker in het lichaam wordt verwerkt en of er daarbij hormonale problemen optreden. Er worden twee bloedmonsters genomen. Eén nadat het paard zes uur gevast heeft, het tweede nadat hij een afgemeten dosis suikersiroop toegediend heeft gekregen. Deze hoeveelheid is veel hoger dan die hij via normaal grazen binnen zou kunnen krijgen. Schiet de insuline omhoog na de glucosetoediening, dan is er zeer waarschijnlijk sprake van insulineresistentie.

OVERIGE TESTS

Voor de volledigheid noemen we nog de cortisolbepaling en de ACTH-stimulatietest. Deze twee test worden steeds minder gebruikt. De PPID-werkgroep van de *Equine Endocrinology Group (EEG)* stelt zelfs dat ze ongeschikt zijn voor de diagnose van PPID [222].

CORTISOLBEPALING

Het meten van de hoeveelheid cortisol in het bloed, speeksel of de urine is niet afdoende, omdat PPID-paarden in het algemeen niet te veel cortisol in hun lichaam hebben. Het zou waarschijnlijk sowieso beter zijn om ongebonden cortisol te meten. De wetenschap kijkt tegenwoordig ook naar andere afwijkingen in het cortisolmetabolisme (zie 'Cortisoldysregulatie' op pag. 24). Bovendien zijn er allerlei andere aandoeningen en omstandigheden die invloed hebben op de cortisolspiegel zoals stress, pijn, andere ziektes, zware inspanning, medicijngebruik, sedatie, jaargetijde en het moment van de dag.

Wat wel een voordeel van een urine- of speekseltest is, is dat deze geen stress veroorzaken, zoals een bloedtest wel kan doen. De stress van het bloed afnemen laat de hoeveelheid cortisol toenemen, wat de testuitslag vertekent.

Voorheen werd er ook gekeken naar afwijkingen in de normale variaties binnen de cortisolspiegel van het bloed door de dag heen; het zogenoemde circadiaans ritme. Door verhoogd ACTH werd dit ritme verondersteld afgevlakt te worden. Het kan zijn dat de ACTH die door de middenkwab gemaakt wordt biologisch minder actief is (al is niet iedereen het daarmee eens, zie pagina 24) en dat deze daardoor weinig invloed heeft op de cortisolproductie. Bovendien neemt het circadiaans ritme ook in het algemeen af bij ziekte en is het onderdeel van het verouderingsproces.

ACTH-STIMULATIETEST

Dit is een dynamische test waarbij ACTH wordt toegediend. Dit leidt tot een verhoogde cortisolproductie door de bijnieren. Hoe groter de bijnieren, hoe groter de cortisolproductie. Bij paarden met bijniervergroting komt er na ACTH-stimulatie dus meer cortisol vrij dan bij gezonde paarden. Bijniervergroting komt bij PPID-paarden maar weinig voor. Deze test is daardoor niet erg nuttig, tenzij hij specifiek ingezet wordt om bijniervergroting vast te stellen.

BEELDVORMEND ONDERZOEK

Beeldvormend onderzoek in het kader van wetenschappelijk onderzoek heeft ons veel kennis en inzicht verschaft. In de praktijk is het minder gangbaar, tenzij het wordt toegepast om bepaalde klinische verschijnselen in beeld te brengen.

RÖNTGENFOTO'S

Röntgenfoto's zijn nuttig in het kader van hoefbevangenheid (zie kadertekst 'Hoefbevangenheid herkennen' op pag. 69). Niet in de laatste plaats om te zien of een hoefbeenkanteling minder wordt en het dus de goede kant op gaat met je paard. Ondanks de hardnekkige en wijdverbreide overtuiging van veel mensen kan een gekanteld hoefbeen namelijk wel degelijk genezen.

Grote hoefabcessen zijn ook zichtbaar op de foto. Osteoporose kan vanaf een bepaald moment eveneens aan de hand van röntgenfoto's aangetoond worden.

MRI

Magnetic Resonance Imaging (MRI) is een techniek waarbij met behulp van magneetgolven een afbeelding van organen, gewrichten e.d. kan worden gemaakt. Met MRI kan een hypofysevergroting in beeld worden gebracht, alsook compressie van omliggend hersenweefsel.

Een MRI geeft geen informatie óf en in hoeverre de gevonden afwijkingen een negatieve invloed hebben. Er zijn paarden met vergroting van de hypofyse zonder klinische verschijnselen en andersom.

Een MRI-scan laten maken is duur en het paard moet ervoor onder narcose. Het moet raar lopen wil je dierenarts van dit diagnostisch hulpmiddel gebruik willen maken. Het evalueren van de klinische verschijnselen in combinatie met één of meer bloedtests zal eigenlijk altijd uitsluitsel geven.

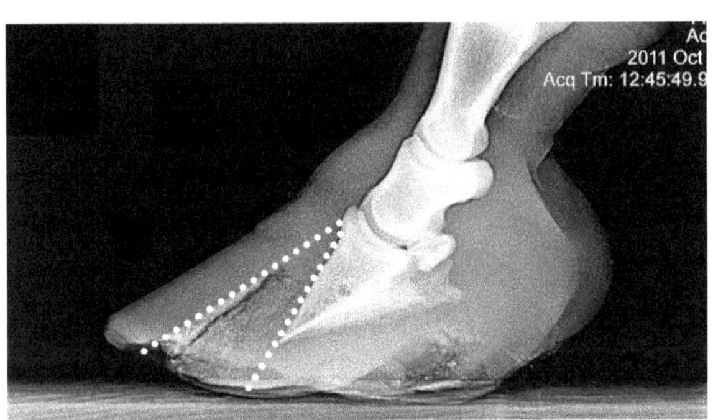

Röntgenfoto van een hoefbeenkanteling
(foto: Myhre Equine Clinic)

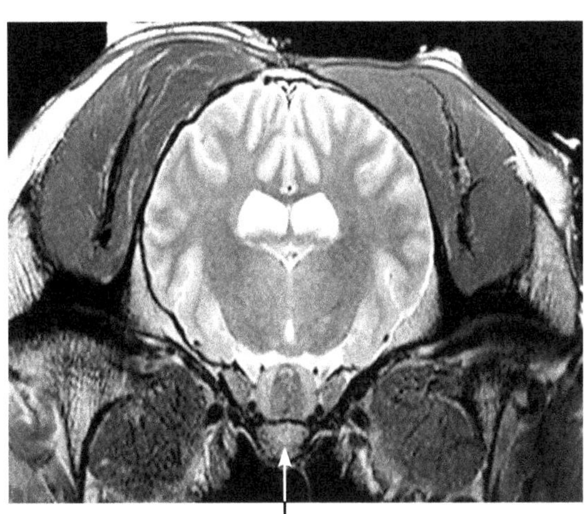

MRI van een vergrote hypofyse
(foto: University of Veterinary Medicine Hanover)

POST-MORTEMONDERZOEK

Bij post-mortemonderzoek (of: autopsie) kunnen we adenomen en hypofysevergroting vinden en soms ook schade aan omliggende hersendelen, door druk van de opgezwollen hypofyse. Bij oude paarden zien we soms adenomen terwijl er bij leven geen sprake was van klinische verschijnselen van PPID. Bijniervergroting is bij autopsie ook terug te vinden.

Post-mortemonderzoek wordt bijna uitsluitend gedaan om wetenschappelijke kennis op te doen over PPID.

SAMENVATTING

Om de juiste diagnose PPID te stellen neemt de dierenarts een anamnese af, voert hij een klinisch onderzoek uit en doet hij bloedanalyses. Dit laatste om te testen op zowel PPID als EMS/insulinedysregulatie.

De anamnese is een vraaggesprek dat vooral gericht is op de klinische verschijnselen. Het klinisch onderzoek gaat daarop door. Er gaat veel aandacht naar de hoefbevangenheid die gepaard gaat met PPID, omdat deze in het begin onopvallend kan zijn.

Er zijn verschillende bloedonderzoeken mogelijk om PPID vast te stellen. De meest gebruikte is de ACTH-bepaling. Hierbij wordt de hoeveelheid ACTH in het bloed gemeten. Het najaar is de beste tijd om dit te doen. De stijging van ACTH is dan het grootst bij PPID-paarden.

ACTH-productie kan ook door andere factoren worden beïnvloed. Deze moeten zo veel mogelijk uitgeschakeld worden om een betrouwbaar testresultaat te krijgen. Bij twijfel kan de dierenarts andere tests gebruiken, hoewel deze nog niet erg gangbaar zijn.

Voor het vaststellen van EMS bestaan ook verschillende bloedonderzoeken, waaronder met name het testen op insulinedysregulatie.

Beeldvormend onderzoek en post-mortemonderzoek worden bijna uitsluitend voor wetenschappelijke doeleinden uitgevoerd.

BEHANDELING

PPID is een complexe ziekte die het hele systeem van het paard kan raken. PPID behandelen betekent dan ook het hele paard behandelen Een hypofyse-adenoom operatief verwijderen bij een paard is helaas niet mogelijk. Behandeling met medicijnen is tegenwoordig de geaccepteerde norm. Een goede dierenarts informeert zijn klanten volledig over alle aspecten van medicatie, maar ook over verdere behandelingsmogelijkheden.

Behandeling bestaat namelijk voor een belangrijk deel uit meer aandacht voor algemene gezondheidszorg en aanpassingen in leefomstandigheden om de conditie van oudere paarden te verbeteren. Het belang van jouw rol als eigenaar hierin is moeilijk te overschatten. De dierenarts moet na het starten van de behandeling ook goed in de gaten houden hoe deze verloopt.

EMS/INSULINEDYSREGULATIE
Je weet nu dat PPID en EMS/insuline-dysregulatie (EMS/ID) gelijktijdig kunnen voorkomen bij een paard en ook dat ze niet volledig los van elkaar staan. Toch wordt er vanuit de wetenschappelijke wereld op aangedrongen om beide aandoeningen niet alleen afzonderlijk te diagnosticeren, maar ook te behandelen als op zichzelf staande aandoeningen.

COMPLICATIES
Natuurlijk moeten de complicaties en klinische verschijnselen ook behandeld worden. Dit vraagt aandacht voor de juiste voeding, regelmatige hoef-,

vacht- en gebitsverzorging, ontwormen en vaccineren en voldoende beweging. Nogmaals: werk aan de winkel voor jou om dit allemaal goed te organiseren.

Zorg voor een goed team van behandelaars (dierenarts, hoefverzorger, tandarts, voedingsdeskundige) die in grote lijnen dezelfde visie hebben. Je paard heeft er niets aan als je tegenstrijdige adviezen krijgt.

Houd het gewicht van je paard goed in de gaten (zie de kadertekst op de volgende pagina) en noteer het in het logboekje dat op pagina 27 genoemd werd.

Bij het beoordelen van verbetering van het klinisch beeld wordt de respons op de behandeling meestal het eerst en het sterkst waargenomen als een afname van hypertrichose en de mate en ernst waarin hoefbevangenheid optreedt.

LICHAAMSGEWICHT VASTSTELLEN

Onder het motto 'meten is weten' is het handig om te weten hoeveel je paard weegt.
Een weegbrug geeft het exacte gewicht, maar je kunt ook deze methode gebruiken:

- Meet de borstomvang (b) van je paard vlak achter zijn voorbenen
- Meet zijn lichaamslengte (l) vanaf het borstbeen tot de zitbeenknobbel
- Zijn gewicht is:
  ([borstomvang x borstomvang] x lichaamslengte) gedeeld door 11.900
- Voorbeeld: borstomvang 170 cm, lengte 210 cm
  ([170 x 170] x 210) / 11.900
  De formule heeft een marge van 10%
  Dit paard weegt tussen de 459 en 561 kilo

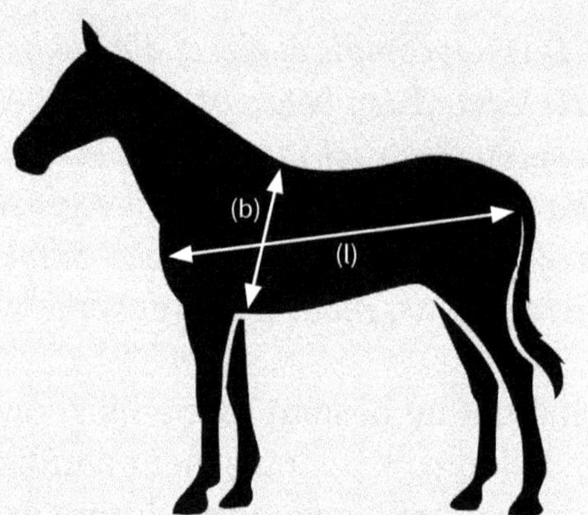

Het gewicht vaststellen met een meet- en weeglint is het minst nauwkeurig. Je kunt er met deze methode 65 kilo naast zitten. Dat kan dus zowel 65 kilo te zwaar als te licht zijn.

Nu moet je zijn gewicht nog vergelijken met wat een normaal gewicht is voor zijn ras.
Met een slag om de arm zijn dit de gewichtsmarges (in kilo's) voor veel voorkomende rassen:

- Falabella: 100 – 200
- Shetlander: 150 – 250
- Welsh, Exmoor, New Forest: 250 – 400
- IJslander: 300 – 450
- Arabier: 400 – 500

- Fjord, Haflinger: 450 – 600
- Warmbloed: 500 – 700
- Fries, Tinker: 500 – 800
- Trekpaard: 700 en zwaarder

Andere klinische verbeteringen omvatten het verdwijnen of verminderen van hyper-/hypohidrose, infecties en ontstekingen, apathie, inspannings-intolerantie, spieratrofie, de hangbuik, polyurie, polydipsie en het (begin van het) beoogde gewichtsverlies.

Nogmaals: PPID is een ingewikkelde ziekte. Je hoeft van jezelf niet te verwachten dat je na de diagnose en het inzetten van de behandeling opeens PPID-expert bent. Vraag daarom je dierenarts expliciet om begeleiding bij het traject dat nu volgt.

Je PPID-er is waarschijnlijk een senior. Laat zijn gezondheid ook daarom regelmatig door de dierenarts controleren.

MEDICIJNEN

PPID is niet te genezen. Medicijnen kunnen de ziekte wel afremmen en soms tot stilstand brengen. Verder zijn er medicijnen die de gevolgschade (secundaire aandoeningen of complicaties) van PPID kunnen beperken. Laten we om te beginnen naar die eerste groep medicijnen kijken.

DOPAMINE-AGONISTEN

Een dopamine-agonist is een stof die qua werking op dopamine lijkt. Hij activeert de dopaminereceptoren in de hypofyse. Door het geven van dopamine-agonisten zal de productie van POMC en daarmee de afgifte van melanocortines door de middenkwab geremd worden.

Simpel gezegd komt een dopamine-agonist in de plaats van de ontbrekende lichaamseigen dopamine. Dit zorgt ervoor dat de hypofyse van het paard op de rem gaat staan en de hormoonproductie vermindert. Doordat PPID onomkeerbaar is, zal een dopamine-agonist levenslang gegeven moeten worden.

Behalve dat dopamine-agonisten bepaalde klinische verschijnselen kunnen verminderen, zal ook de verdere zenuwafbraak vertraagd worden [191]. Te lang wachten met het starten van deze medicatie is daarom niet aan te raden.

Er is nog geen bewijs dat dopamine-agonisten de zenuwafbraak volledig kunnen stoppen. De schade terugdraaien is al helemaal niet aan de orde.

Het is nog niet bekend of dit middel ook de hypofysevergroting remt bij PPID-paarden. Omdat dit in theorie wel voor de hand liggend is, maar meer nog omdat dit verschijnsel zo onwenselijk is, zouden we dit mee moeten nemen in de overweging om medicatie te starten. Overigens vond een onderzoek uit 2020 geen verschil in de grootte van de hypofyse tussen PPID-ers die wel en zij die niet behandeld werden [228]. Hierbij moeten we opmerken dat de onderzoekspopulatie klein was en er vergeleken werd na slechts zes maanden medicatie.

Bij mensen is aangetoond dat behandeling met dopamine-agonisten de omvang van adenomen in de voorkwab van de hypofyse (prolactinomen) kan laten afnemen [49]. Hiermee is uiteraard niet gezegd dat die vlieger ook opgaat voor adenomen in de middenkwab van de hypofyse van paarden.

PERGOLIDE

De dopamine-agonist die we bij PPID gebruiken, is pergolide-mesilaat. Vanaf hier noemen we het kortweg pergolide. Het geneesmiddel is afkomstig uit de menselijke geneeskunde, waar het voorgeschreven werd aan mensen met de ziekte van Parkinson; een aandoening van het zenuwstelsel die gekenmerkt wordt door een dopaminetekort.

In 2007 hebben complicaties bij parkinsonpatiënten er echter toe geleid dat pergolide uit de handel werd genomen. Het ging hierbij om hartklepproblemen. Bij paarden is deze complicatie nog niet waargenomen.

BLOEDWAARDEN

Zowel ACTH, alfa-MSH, CLIP als beta-endorfine gaan 48 uur na het toedienen van de eerste dosis omlaag [16]. Bij 30% van de behandelde paarden vallen de ACTH-spiegels na twee maanden binnen de referentiewaarden. Bij bijna 60% is er een daling te zien, al blijven zij boven de bovengrens. Pergolide laat de ACTH-concentraties in de meeste gevallen dus dalen [95].

Slechts bij iets meer dan 10% van de paarden is er na twee maanden nog steeds geen verandering te zien. Voor deze paarden kiezen we meestal voor geleidelijke verhoging van de dosering. Geduld is ook belangrijk. Sommige paarden met PPID reageren pas na langere tijd op de medicatie.

KLINISCH BEELD

Circa 75% van de paarden die pergolide krijgen, laten binnen vier tot acht weken klinische verbetering zien.

Met name vachtproblemen, zweten, polydipsie/polyurie en de hangbuik worden minder. Jammer genoeg ziet het er volgens een onderzoek uit 2021 naar uit dat het de immuunfunctie bij PPID-paarden niet verbetert [89].

Hoewel uit een ander onderzoek uit 2021 blijkt dat niet voldoende aangetoond is dat pergolide invloed zou hebben op het verlies van spiermassa (atrofie) [169], wordt verbetering op dit vlak toch door veel dierenartsen en paardeneigenaren gemeld. Het niet kunnen afremmen van de spieratrofie door pergolide kan overigens ook het gevolg zijn van de korte testperiode in het betreffende onderzoek (12 weken).

Pergolide vermindert hypertriglyceridemie (bloedvervetting) die geassocieerd is met EMS. Het lichaamsgewicht verbetert ook [169]. De insulinespiegel verbetert volgens de meeste onderzoeken niet [89, 94, 247].

Merries met PPID die last hebben van onregelmatige hengstigheid of onvruchtbaarheid kunnen ook baat hebben bij dit medicijn [103, 247].

Onderzoek uit 2018 stelt dat er nog onvoldoende bewijs is om te concluderen dat bij paarden met PPID behandeling met pergolide het risico van het optreden of terugkeren van hoefbevangenheid lager wordt [57].

Er zijn wel andere onderzoeken die een verbetering van de klinische verschijnselen van hoefbevangenheid melden bij behandeling met pergolide. Deze verbeteringen kunnen alleen niet één op één aan pergolide worden toegeschreven. Andere factoren zoals hoefverzorging en -bescherming en aanpassingen in voeding, huisvesting en beweging spelen ook een grote rol.

BESCHIKBARE MERKEN

Pergolide wordt o.a. gecommercialiseerd onder de merknaam Prascend™. Het was sinds 2012 de enige dopamine-agonist die voor diergeneeskundig gebruik mocht worden voorgeschreven. Het gebruik van Permax™ en Celance™ – medicijnen die in de menselijke geneeskunde worden voorgeschreven bij de ziekte van Parkinson – is sindsdien niet meer toegestaan.

In 2019 is het middel Pergoquin™ op de markt gekomen. Dit is vooralsnog goedkoper dan Prascend. De werking is identiek aan die van Prascend. Sinds 2021 is het middel Pergosafe™ er als derde optie bij gekomen.

DOSERING

De aanbevolen dosering is eenmaal daags 0,002 mg (2 µg)/kilo lichaamsgewicht. Voor een paard van 500 kilo is dat dus een tablet van één milligram. Omdat pergolide een korte halfwaardetijd heeft, zou tweemaal daags de halve dosis geven nog beter zijn [194].

Hierdoor krijg je minder schommelingen van het middel in het bloed. Geef pergolide, voor zover mogelijk, altijd rond hetzelfde tijdstip. Ook hiermee voorkom je schommelingen.

> **HALFWAARDETIJD**
> De tijd die nodig is om de hoeveelheid van het geneesmiddel in het bloed te halveren. Het is een indicator van de werkingsduur.

Naarmate het paard ouder wordt, zal de dosering meestal wel verhoogd moeten worden. Idem als de ziekte ver gevorderd raakt. Er zijn paarden die wel 5 mg per dag nodig hebben [99].

Er zijn dierenartsen die niet uitgaan van de dosering, maar meer vanuit de situatie van het paard zelf. Zij zeggen dat de juiste dosering die is waarmee de ACTH-waarden weer normaliseren, zelfs als dit meer is dan de door de fabrikant aangegeven maximale dosis.

In veel gevallen kan de dosering na het aanslaan van het medicijn naar beneden bijgesteld worden. Dit is zelfs aan te raden om bijwerkingen tot een minimum te beperken. Neem deze beslissing in overleg met je dierenarts, nadat vastgesteld is dat de klinische verschijnselen minder zijn geworden en bloedonderzoek heeft aangetoond dat het medicijn ook op hormonaal niveau effectief blijkt te zijn bij jouw paard.

In verband met de halfwaardetijd moet je het wel elke dag blijven geven. Dus ga je vanaf 1 mg halveren, dan geef je dagelijks een halve tablet en niet om de dag een hele. Je krijgt anders schommelingen in de bloedwaarden. Wat ook veel gedaan wordt is op een lage dosis beginnen en dan langzaam opbouwen. Nogmaals: overleg met de dierenarts.

De pillen hebben een breuklijntje, zodat je eenvoudig halve pillen kunt geven. Voor lagere doseringen gebruik je het beste een pillensnijder. De tabletten Pergoquin™ zijn geperst met twee breuklijntjes. Je kunt ze gemakkelijker in kwarten delen. Pergosafe™ is een filmomhulde tablet die je niet kunt breken. Het bestaat in 0,5 / 1 / 2 mg dosering.

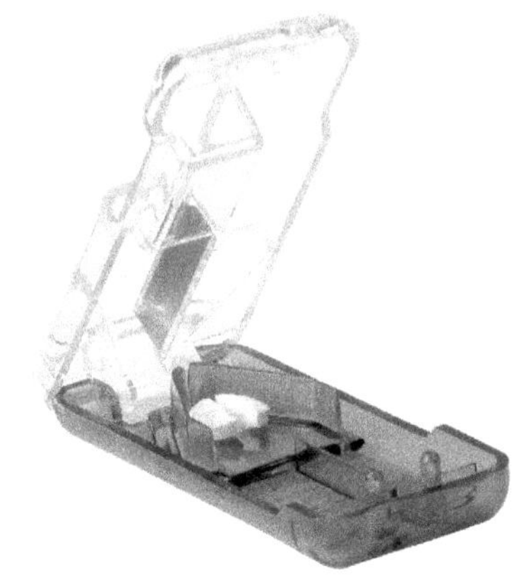

Pillensnijder

In Engeland is er pergolide in pastavorm op de markt. In Nederland en België is er nog geen vergunning verleend voor deze pasta. Dat is jammer, omdat het wel voordelen heeft die een belangrijk verschil kunnen maken voor sommige paarden. Er zijn paarden waarbij het toedienen van tabletten echt niet gaat. Met deze pasta zou dit misschien wel kunnen lukken, mede doordat het een aangenamer smaakje heeft dan de pillen. Daarnaast is de spuit zo gemaakt dat er te doseren is in stapjes van 0,2 mg. Het optreden van bijwerkingen kan op deze manier net voorkomen of binnen aanvaardbare grenzen gehouden worden. Tweemaal daags de halve dosering geven behoort ook tot de mogelijkheid. Voor kleine, lichte pony's zou het ook een uitkomst zijn als je preciezer kunt doseren.

Tijdens de seizoensgebonden stijging van ACTH kun je de dosering verhogen [193]. Hiermee voorkom je dat klinische verschijnselen die weg waren, weer opflakkeren. Vanaf half november kan het paard dan weer op zijn gewone dosering gezet worden. Sommige paarden hebben dermate weinig last van hun PPID, dat zij wellicht alleen tijdens de seizoensgebonden stijging medicatie nodig hebben.

De pillen kunnen twee jaar bewaard worden zonder hun werkzaamheid te verliezen. Mocht je overkopen van een andere paardeneigenaar, kijk dan naar de houdbaarheidsdatum.

Aanpassingen in de medicatie

Een maand na het beginnen met de medicatie wordt er opnieuw bloedonderzoek en klinisch onderzoek gedaan worden om te kijken of de medicatie eventueel naar boven of beneden bijgesteld moet worden. Het verhogen van de doscring gebeurt in stapjes van 0,5 mg, elke twee tot vier weken.

In de tabel hieronder zie je hoe je kunt reageren op de verschillende combinaties van bloedwaarden en veranderingen in het klinisch beeld.

Sommige paardeneigenaren redeneren dat het klinisch beeld belangrijker is dan de bloedwaarden. Wat zij daarbij over het hoofd zien, is dat het vooral de makkelijk waarneembare klinische verschijnselen zijn die zij zien verbeteren, zoals beter uitharen of minder drinken, plassen en zweten. Het verhoogde risico op hoefbevangenheid en infecties blijft helaas onzichtbaar tot het te laat is.

	STABILISATIE OF VERBETERING VAN HET KLINISCH BEELD	GEEN STABILISATIE OF VERBETERING VAN HET KLINISCH BEELD
BETERE RESULTATEN BLOEDONDERZOEK	Elke drie tot zes maanden opnieuw bloedonderzoek en klinisch onderzoek om te kijken of dosering omlaag kan. Een van die bloedonderzoeken in de herfst, tijdens de seizoensgebonden stijging.	Vooral als er zich secondaire problemen voordoen, zoals hoefbevangenheid, infecties of gewichtsverlies moet er eerst gekeken worden of deze anders op te lossen zijn in plaats van de dosering te verhogen.
GEEN BETERE RESULTATEN BLOEDONDERZOEK	Sommige dierenartsen zullen de dosering willen verhogen om hypofysevergroting te voorkomen. Andere zullen de dosering gelijk houden om bijwerkingen te voorkomen.	De dosering wordt verhoogd en eventueel aangevuld met cyproheptadine (zie pag. 101). Je kunt hier het beste minstens twee maanden mee wachten na aanvang van medicatie.

HOE JE HET GEEFT

Het is letterlijk een bittere pil voor sommige paarden. Er zijn een paar trucjes die je kunt proberen om hem zijn medicatie toch te laten nemen:

- Klein beetje slobber in het midden van een voerbak met de pil erin gedrukt. Let goed op dat hij het ook echt opeet en niet achterlaat in de bak. Je wilt niet dat een ander paard het medicijn per ongeluk binnenkrijgt.
- Een gleufje in een stukje wortel maken en daar de pil in stoppen.
- De pil achterin de wang of achterop de tong leggen.
- Oplossen in water en dan met een spuitje achterin de mond spuiten. Dit gaat als volgt:
  - Verwijder de zuiger en doe het medicijn in de spuit. Je kunt de pil eerst fijnmalen met een schone vijzel.
  - Blokkeer het uiteinde van de spuit met je vinger.
  - Voeg water toe (ca. 50 ml) en doe de zuiger weer in de spuit. Goed schudden totdat het medicijn helemaal is opgelost in het water.
  - Halster je paard. Houd de spuit aan de zijkant tussen de lippen van het paard en spuit de inhoud op de achterkant van zijn tong.
  - Houd zijn hoofd omhoog totdat hij het water heeft doorgeslikt. Als hij niet wil slikken, wrijf je met je duim tegen de zijkant van zijn tong. De meeste paarden krijgen dan een slikreflex.

Draag wegwerphandschoenen als je de pil aanraakt of was je handen na het toedienen. Met name als je de pillen breekt of verpulvert (wat je volgens de bijsluiter overigens niet zou moeten doen), kun je daar oogirritatie of hoofdpijn van krijgen.

HOE SNEL HET WERKT

Als het medicijn goed aanslaat, zien we in de eerste vier tot acht weken verbetering. Het paard wordt levendiger en minder apathisch. De werklust neemt weer toe. Hij drinkt en plast minder. De transpiratieproblemen worden minder. De ACTH-waarden dalen, al kunnen ze wel te hoog blijven. Glucose- en insulinemetingen geven soms ook betere uitslagen, zelfs al zeggen de meeste onderzoeken dat er geen invloed op de insulinespiegel te verwachten is.

In een veldonderzoek uit 2002 meldden 85% van de paardeneigenaren een verbetering van klinische verschijnselen na behandeling met pergolide [247].

In de maanden die hierop volgen (ongeveer in het eerste jaar) zien we verbetering met betrekking tot de vachtproblemen. Voordat we iets zinnigs over al dan niet beter uitharen kunnen zeggen, zullen we wel moeten wachten op het voorjaar.

De bespiering in de rug verbetert. De hangbuik wordt minder, in weerwil van de resultaten van eerdergenoemd onderzoek dat het tegendeel beweert [169]. Het paard heeft minder last van terugkerende ontstekingen en abcessen. Hoefbevangenheid wordt minder ernstig of komt minder vaak voor, al stelt het onderzoek uit 2018 dus dat er nog geen overtuigend wetenschappelijk bewijs is dat dit staaft [120].

Mocht je paard eens door omstandigheden geen pergolide krijgen, dan zullen de ACTH-waarden na ongeveer 48 uur weer beginnen te stijgen. Verslechtering van klinische verschijnselen treedt veel minder snel op [222].

BIJWERKINGEN
Hoewel een onderzoek uit 2012 zegt dat de tevredenheid van paardeneigenaren over pergolide overwegend goed is en een ander onderzoek uit 2019 tot de conclusie komt dat het middel doorgaans goed verdragen wordt, zijn er toch bepaalde bijwerkingen bekend om rekening mee te houden [51, 193]. Er is onder paardeneigenaren veel discussie over de mate waarin de bijwerkingen mee zouden moeten wegen in de beslissing om pergolide te geven. Hier bestaat geen eenduidig antwoord op. Feit is dat de ziekte progressief en onomkeerbaar is. Bij het niet geven van het middel, zal de ziekte dus bijna zeker verergeren. Bij sommige paarden zijn de bijwerkingen echter zo overweldigend dat dit ook geen aanvaardbare situatie is. Je zult soms moeten afwegen tussen kwaliteit van leven en levensverwachting.

Drachtige merries mogen met pergolide behandeld worden, al bestaat er wel een risico op verlengde dracht of een loslatende placenta [80]. Een maand voor het veulenen moet de dosering afgebouwd worden, om een gebrek aan melkstuwing te voorkomen. Als de melkgift zowel qua hoeveelheid als kwaliteit goed is, kan een maand na de geboorte de medicatie weer opgebouwd worden.

Er bestaan nog te weinig onderzoeksgegevens om iets zinnigs te zeggen over mogelijke bijwerkingen op lange termijn, maar de onderzoeken waarin paarden gedurende een periode van langer dan vijf jaar werden gevolgd, maakten er geen melding van [131, 168].

PERGOLIDE-SLUIER
Ondanks de genoemde doseringsvoorkeuren is pergolide lastig nauwkeurig te doseren. Overdosering kan voorkomen waardoor er een synthetisch dopamine-overschot ontstaat. Ongeveer één op de drie paarden verliest hierdoor zijn eetlust (anorexie) of laat tekenen van apathie zien zodra je begint met de aanbevolen dosering of als je deze verhoogt [95]. Dit wordt de 'pergolide-sluier' genoemd.

Het beste stop je twee tot drie dagen met het middel. Daarna begin je met de halve dosis. Vervolgens bouw je weer langzaam op. Doe dit alleen in overleg met je dierenarts.

De verminderde eetlust is meestal van voorbijgaande aard en verdwijnt in het algemeen na zes weken. Ook is het bij de meeste paarden niet constant. Dat wil zeggen dat ze door de dag heen ook momenten hebben waarop ze wel willen eten. Apathie blijft bij sommige paarden een probleem, zelfs als de eetlust weer terugkomt. Dit wordt vaak als reden genoemd waarom mensen besluiten de medicatie niet langer te geven.

GEDRAGSVERANDERING

Agressie wordt niet als bijwerking genoemd in de bijsluiter. Toch wordt deze gedragsverandering door sommige paardeneigenaren soms waargenomen. De veronderstelde verklaring hiervoor is dat pergolide, zoals de bedoeling is, zorgt voor een daling van POMC en daarmee van beta-endorfine. Aangezien beta-endorfine een krachtige lichaamseigen opiumachtige stof is, die pijnstillend en ontstekingsremmend werkt, zou een daling ervan kunnen leiden tot een sterkere pijnervaring van de complicaties van PPID. Hier kan het paard dan agressief op reageren.

Onrust, nerveus gedrag en verhoogde activiteit komen ook voor en zouden eveneens kunnen komen door de veranderde hormoonspiegels.

DIARREE

Diarree komt bij ongeveer 30% van de paarden voor en laat zich op dezelfde manier aanpakken als de pergolide-sluier [95]. Een paar dagen stoppen en daarna vanaf een lagere dosis langzaam opbouwen.

KOLIEK

Sommige paarden vertonen lichte koliekverschijnselen die meestal vanzelf weer overgaan.

INTERACTIE MET ANDERE MIDDELEN

Acepromazine is een middel dat een vaatverwijdend en een bloeddrukverlagend effect heeft. Het wordt soms voorgeschreven bij hoefbevangenheid. Paarden met PPID die met pergolide behandeld worden, moeten niet ook acepromazine krijgen. Pergolide is een dopamine-agonist; acepromazine is een dopamine-antagonist. Deze middelen werken elkaar tegen.

Merries die net geveulend hebben, krijgen soms domperidon toegediend om de melkproductie op gang te brengen, als dit niet op een natuurlijke manier gebeurt. Dit middel is een dopamine-antagonist en heeft dus een remmende werking op dopamine. Het verhoogt als gevolg de ACTH-productie in de middenkwab van de hypofyse. Volgens de bijsluiter van Prascend™ kan domperidon de werking van pergolide verminderen.

BROMOCRIPTINE

Het gebruik van de dopamine-agonist bromocriptine (gecommercialiseerd onder de merknaam Parlodel™) is af te raden omwille van de bijwerkingen. Onder andere anorexie wordt genoemd. Bovendien wordt het bij orale toediening slechter opgenomen dan pergolide.

Recent onderzoek heeft gevonden dat het middel insulinegevoeligheid kan verlagen. Niet handig gezien het feit dat een groot deel van de paarden met PPID te kampen heeft met insulinedysregulatie [76].

SEROTONINE-ANTAGONISTEN

Een serotonine-antagonist is een stof die de werking van seratoninereceptoren beperkt en daarmee het lichaam minder sterk laat reageren op serotonine. Bij ratten is aangetoond dat serotonine de afgifte van ACTH in de middenkwab van de hypofyse stimuleert en dat het gebruik van het middel cyproheptadine dit kan onderdrukken [46].

> ### SEROTONINE
> Hormoon en neurotransmitter die o.a. invloed heeft op de slaapcyclus, seksuele activiteit en eetlust. Het speelt ook een rol bij de verwerking van pijnprikkels.

CYPROHEPTADINE

Het middel cyproheptadine is zo'n serotonine-antagonist. Het was een van de eerste medicijnen die gebruikt werden in de strijd tegen PPID. De dierenarts kan het voorschrijven als de maximale dosis pergolide niet voldoende is om de klinische verschijnselen te onderdrukken. Het wordt op de markt gebracht onder de merknaam Periactine™.

Er zijn onderzoeken die aantonen dat er qua verbetering van klinische verschijnselen niet meer effect te verwachten valt van cyproheptadine dan van aanpassingen in de leefomstandigheden.

Er wordt soms beweerd dat cyproheptadine en pergolide elkaars werking versterken. Er bestaat geen gedegen onderzoek dat deze stelling bewijst.

In het genoemde veldonderzoek uit 2002 gaf 85% van eigenaren van paarden die behandeld werden met pergolide een verbetering van het klinisch beeld aan, tegenover slechts 28% van eigenaren van paarden behandeld met cyproheptadine [247].

BIJWERKINGEN

Paarden kunnen sloom en slaperig worden van cyproheptadine. Bij muizen is aangetoond dat het gebruik van cyproheptadine hen gevoeliger maakt voor epileptische aanvallen [216]. Bij PPID-paarden die te maken hebben met dit neurologische probleem wordt het middel daarom minder vaak voorgeschreven. Tenslotte treedt bij sommige paarden die worden behandeld met cyproheptadine ataxie (spierstoring) op. Omdat dit bij paarden met vergevorderde PPID ook een mogelijke complicatie is, gaat hier hetzelfde op: voorzichtigheid geboden.

ENZYMREMMENDE MEDICIJNEN

TRILOSTANE

Bij paarden met vergevorderde PPID kan bijniervergroting (bijnierhyperplasie en -hypertrofie) optreden. Hierdoor neemt de cortisolproductie toe (hypercortisolemie). Om dit proces te remmen kan het middel trilostane worden voorgeschreven. Het remt de werking van het enzym dat verantwoordelijk is voor de aanmaak van cortisol uit cholesterol.

Met name polyurie en polydipsie zijn klinische verschijnselen die verminderen bij het gebruik. Ook met betrekking tot hoefbevangenheid worden goede resultaten geboekt. Apathie neemt ook af [96].

Trilostane kan de natuurlijke afweer van het paard verminderen. Omdat paarden met PPID vaak met verstoringen in het afweersysteem te maken hebben, zal de dierenarts voorzichtig zijn met het voorschrijven van dit medicijn.

Het wordt voor honden op de markt gebracht onder de merknaam Vetoryl™, maar is toepasbaar bij paarden.

SELEGILINE

Dopamine-agonisten worden soms in combinatie met synthetische enzymremstoffen gegeven, die de afbraak van dopamine moeten vertragen. Zij zorgen daarmee voor een langere werking van de aanwezige dopamine. Soms worden ze gebruikt om het gebruik van pergolide nog even uit te stellen. Deze middelen verminderen de klinische verschijnselen enigszins, maar lossen het probleem niet op. Selegiline is zo'n medicijn.

MEDICIJNEN VOOR SECUNDAIRE AANDOENINGEN

Zoals je in het hoofdstuk 'Beschrijving' uitgebreid hebt gelezen, hebben PPID-paarden vaak te maken met allerlei secundaire aandoeningen (of: complicaties). We zullen nu kijken naar een aantal medicijnen die bij de behandeling hiervan gebruikt kunnen worden.

ANTIBIOTISCHE MEDICIJNEN

De secundaire infecties genoemd op pagina 35, vragen vaak om behandeling met antibiotische medicijnen (of: antibiotica). Vroegtijdig en krachtig ingrijpen is de boodschap. Zelfs kleine infecties kunnen al snel moeilijk te beheersen worden bij PPID-ers.

Antibiotica worden bij hoefbevangenheid vaak voorgeschreven om de ontsteking van de vleeslamellen (pag. 49) terug te dringen. Alleen is er sprake van een steriele ontsteking. Een ontsteking zonder bacteriën dus. Het gebruik van antibiotica is dan tamelijk zinloos. Bij een zoolperforatie die samengaat met een ontsteking, is het wel nodig deze met antibiotica aan te pakken.

PIJNSTILLENDE EN ONTSTEKINGSREMMENDE MEDICIJNEN

De meeste pijnstillende medicijnen zijn ook ontstekingsremmend. Het zijn NSAID's (*Niet-Steroïde Anti-Inflammatoire Drugs*). Veel voorgeschreven middelen zijn fenylbutazon ('buut' of Equipalazone™), flunixine (Banamine™) en ketoprofen (Dinalgen™). Dit zijn zogenoemde niet-selectieve NSAID's.

Mogelijke complicaties van overmatig gebruik van dit soort NSAID's zijn maagzweren, darmontstekingen, lever- en nierproblemen, vasthouden van vocht en bloedstollingsproblemen. Maagzweren zijn eventueel te voorkomen met geneesmiddelen die de maagwand beschermen.

Er is een nieuwe generatie selectieve NSAID's die minder bijwerkingen veroorzaken. Dit zijn suxibuzone (Danilon™) en firocoxib (Equioxx™). Met name maagproblemen treden bij het gebruik hiervan minder op.

Een nadeel van elk soort pijnstiller is dat een paard zich, doordat hij minder pijn voelt, meer of anders kan gaan bewegen dan goed voor hem is. In het geval van hoefbevangenheid is dat niet handig. De lamellenverbinding is al aangetast en zal door overbelasting verder beschadigd kunnen raken.

Tegenover de nadelen staat dat pijn voor hogere ACTH-waarden zorgt. Bovendien kan pijnstilling helpen om de scherpe randjes van de pijn te halen, waardoor een hoefbevangen paard het aandurft om te gaan bewegen. Dit is goed voor de doorbloeding van zijn bevangen hoeven. Voor de PPID-er met EMS/ID verhoogt beweging de insulinegevoeligheid en helpt het bij het afvallen.

Vergeet niet dat NSAID's niets genezen. Te veel focus op de pijn en de onderdrukking ervan kan de aandacht afleiden van de oorzaak van de pijn. Een ontsteking is ook geen ziekte, maar een reactie van het lichaam.

Natuurlijk moet de afweging steeds gemaakt worden tussen wat 'humaan' en wat 'goed' is voor het paard. Het is een lastige keuze, maar je ontkomt er vaak niet aan. Het is niet per definitie goed of slecht om pijnstillende medicijnen te gebruiken. Er bestaat geen pasklare oplossing voor. Overleg goed met je dierenarts over dit onderwerp.

Stollingsremmende medicijnen

De dierenarts kan bij hoefbevangenheid een stollingsremmend medicijn voorschrijven om bloedstolsels op te lossen. Die stolsels kunnen het gevolg zijn van spijsverteringsproblemen, plotselinge voedselveranderingen of gifstoffen in het bloed. Drie problemen die niet direct met PPID te maken hebben.

Corticosteroïden

Medicamenteuze corticosteroïden zijn synthetische versies van cortisol. Ze worden toegepast om ontstekingen en infecties aan te pakken. Net als het lichaamseigen cortisol heeft het een stijging van de bloedsuikerspiegel tot gevolg. Dit komt doordat corticosteroïden de gevoeligheid voor insuline verlagen. Als dit langdurig het geval is, kan dit weer leiden tot of bijdragen aan insulineresistentie.

Corticosteroïden hebben ook een vaatvernauwende werking en ze kunnen het basale membraan (zie pag. 52) verzwakken. Dat wil je niet hebben bij een hoefbevangen paard.

Bloedsuikerverlagende medicijnen

Waar het onomkeerbare karakter van PPID het gebruik van medicijnen makkelijk rechtvaardigt, is dit bij de behandeling van insulineresistentie veel minder het geval. Het risico bestaat dat de behandeling met medicijnen wordt gezien als een gemakkelijker alternatief voor het verbeteren van de leefomstandigheden op het gebied van voeding, huisvesting en lichaamsbeweging.

Weet je zeker dat je alles uit de kast hebt getrokken en krijg je de insulineresistentie nog steeds niet onder controle, bijvoorbeeld doordat je paard te veel pijn heeft om meer te bewegen, dan zou je je heil kunnen zoeken in dit soort medicijnen.

Uit de menselijke geneeskunde zijn stoffen bekend die gebruikt worden bij de behandeling van diabetes type 2, die ook effect hebben bij insulineresistente paarden. Dit zijn metformine en pioglitazon.

Metformine remt de vorming van glucose uit eiwitten en vetten in de lever. Daarnaast bevordert het de glucoseopname door spiercellen. Het middel remt de opname van glucose in de dunne darm. Door deze effecten is er sprake van een beter gereguleerde bloedsuikerspiegel, wat een gunstig effect heeft op zowel de gevoeligheid van het lichaam voor insuline als op het lichaamsgewicht van het paard.

Een onderzoek uit 2011 vond echter geen meetbaar positief effect op insulinegevoeligheid bij pony's met insulineresistentie [73]. Daar moet wel bij gezegd worden dat de steekproef klein was en de pony's geen overgewicht hadden.

Metformine wordt slecht opgenomen in het paardenlichaam. Dit kan een een verklaring zijn voor het uitblijven van verbetering van de insulinegevoeligheid [192].

Pioglitazon is een ander medicijn dat de gevoeligheid voor insuline verhoogt en dat getest is op gebruik bij paarden [88]. De uitkomsten van wetenschappelijk onderzoek laten nog te wensen over. Bovendien lijkt het middel kankerverwekkend te zijn.

SCHILDKLIERHORMONEN

Levothyroxine is een synthetisch schildklierhormoon dat, als het in hoge dosering wordt gegeven, de werking van de schildklier verhoogt. Hierdoor versnelt het metabolisme, met gewichtsverlies als gevolg [87]. Er zijn onderzoeken waaruit blijkt dat ook de gevoeligheid voor insuline toeneemt [90].

In tegenstelling tot wat vroeger werd gedacht, speelt een verminderde schildklierfunctie geen rol bij EMS [114].

Het staat buiten kijf dat aanpassingen in de voeding en beweging veruit de voorkeur genieten bij de bestrijding van overgewicht. Toch zijn er gevallen te bedenken waarin dit middel bestaansrecht heeft. Een hoefbevangen PPID-er die moet vermageren, maar door de pijn niet kan bewegen, zou als overbrugging dit middel kunnen gebruiken.

OVERIGE MEDICIJNEN

In de strijd tegen hoefbevangenheid kan de dierenarts verder nog gebruik willen maken van zenuwblokkerende, bloedvatverwijdende, bloeddrukverlagende of antihistaminische medicijnen. Het valt buiten het bestek van dit boek om deze te bespreken.

FYTOTHERAPIE

Bij fytotherapie maakt men gebruik van plantaardige geneesmiddelen. Let wel: kruiden zijn niet per definitie onschuldiger dan chemische middelen. Bovendien is dosering bij fytotherapie een lastig punt. Je kunt niet met zekerheid zeggen hoe groot het gehalte en de biologische activiteit van een werkzame stof in een plant zijn. Een ander punt van aandacht is dat de werkzame stof niet geïsoleerd toe te dienen is. In een plant zitten altijd andere stoffen die je onbedoeld mee toedient. Ten slotte kan er een wisselwerking zijn met de medicijnen die je paard krijgt. Ga dus niet in het wilde weg zelf therapeutisch met planten en kruiden aan de slag, maar vraag je dierenarts of een fytotherapeut om advies.

Er bestaan verschillende fytotherapeutische supplementen die een verbeterde insulinegevoeligheid, een verlaging van de ACTH-waarden, een antioxidantwerking of op andere wijze een therapeutisch voordeel voor paarden met PPID claimen.

Doorslaggevend en degelijk bewijs van de werkzaamheid bij PPID-paarden is schaars. Vooruitlopend op overtuigende wetenschappelijke conclusies, kun je de meeste van dit soort planten in overleg met een fytotherapeut toch wel geven. Meestal zijn ze redelijk onschadelijk en worden de werkzame stoffen vrij vlot het lichaam weer uitgewerkt. Als je erop vertrouwt dat ze pergolide kunnen vervangen om de ACTH-waarden omlaag te krijgen, neem je een risico op onderbehandeling. Niet aan te raden dus.

Aan de andere kant is het ook niet zo dat een gebrek aan bewijs hetzelfde is als een gebrek aan effectiviteit. In de wetenschappelijke wereld staat men namelijk niet altijd te trappelen om de werkzaamheid van planten te onderzoeken. Je kunt er namelijk geen patent op nemen. Financiering van het onderzoek blijft daardoor vaak uit. Farmaceuten zijn geïnteresseerder in het kijken of ze de werkzame stof kunnen isoleren om het dan in de vorm van een pilletje of poedertje te verkopen.

Als onderzoek dan wél uitgevoerd wordt, kunnen de uitkomsten op allerlei manieren vertekend worden. Het gaat in het kader van dit boek te ver om hier dieper op in te gaan. Samenvattend kunnen we zeggen dat je een gezond kritische houding zou moeten hebben ten aanzien van elke remedie die je je paard geeft.

Zoek informatie, vraag de mening van zowel voor- als tegenstanders. Het liefst van mensen die zich er beroepsmatig mee bezighouden.

Laten we, na deze flinke armslag, eens naar een paar veelgebruikte fytotherapeutische remedies kijken.

MONNIKSPEPER

Je leest veel over monnikspeper (ook: kuisboom of vitex agnus castus) als kruid bij de behandeling van PPID. Het bevat actieve bestanddelen die sommige dopaminerge effecten van pergolide zouden kunnen nabootsen. Wetenschappelijke onderzoeken spreken elkaar tegen over of deze plant helpt of niet. Sommige onderzoeken laten positieve effecten zien met betrekking tot vachtproblemen, zweten, polyurie/polydipsie [92]. Vermindering van adipositas en minder apathie worden ook genoemd [249].

Andere onderzoeken laten zien dat deze positieve effecten juist niet bestaan. Er is zelfs onderzoek waar de klinische verschijnselen bij zo'n beetje alle onderzochte paarden verslechterden [35].

Bij alle onderzoeken was het vooral in de vroege fase van PPID dat positieve effecten gezien werden. Voor paarden met gevorderde PPID is monnikspeper waarschijnlijk mosterd na de maaltijd.

Er is een onderzoek bij ratten gedaan, waarbij een hoge dosering monnikspeper een remmende werking op de productie van prolactine door de hypofyse liet zien [8]. Op pagina 37 (Afwijkende melkgift) heb je gelezen dat dit hormoon in de voorkwab wordt gemaakt en dat er een verband zou bestaan tussen PPID en ontregeling van de voorkwab.

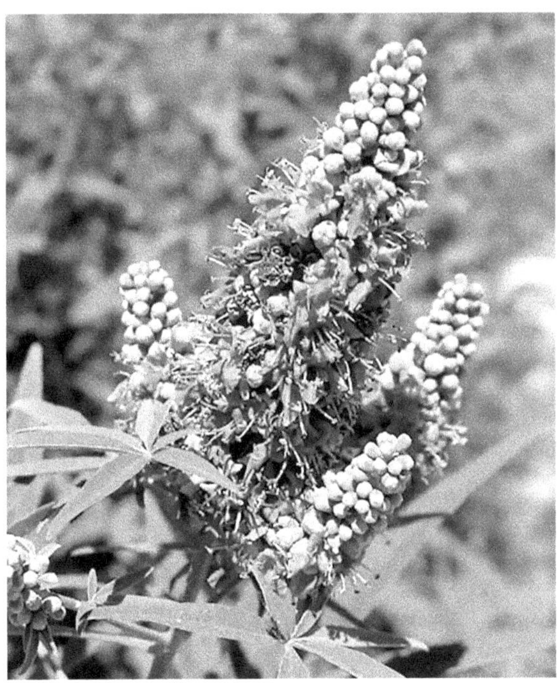

Monnikspeper

(foto: Jiří Novák)

Monnikspeper heeft geen bewezen effect op de hoeveelheid ACTH in het bloed van paarden met PPID [35]. Er is een (niet gepubliceerd) onderzoek waar 12 van de 25 paarden lagere ACTH-waarden hadden. Bij negen andere nam ACTH juist toe [165]. Een lagere kans op hoefbevangenheid is ook nog niet onomstotelijk aangetoond.

Het is onduidelijk waarom monnikspeper niet het effect op de middenkwab van de hypofyse heeft dat we zo graag zouden willen zien. Op basis van wat we weten over het dopaminerge effect van de werkzame stof op de voorkwab van de hypofyse zou het namelijk wel te verwachten zijn. Het zou kunnen zijn dat de zenuwcellen in de middenkwab minder gevoelig zijn voor de stof dan die in de voorkwab, al is dit nog niet aangetoond. Over de voorkwab gesproken: vanuit de menselijke geneeskunde weten we dat monnikspeper daar bij een lage dosering een remmend (!) effect heeft op dopamine, terwijl dat bij een hoge dosis niet het geval is [75]. Of dit bij paarden ook zo is en of dit voor PPID-ers zeer ongewenste effect ook optreedt in de middenkwab van de hypofyse, weten we nog niet.

Monnikspeper is dus geen serieus alternatief voor pergolide. Omwille van de positieve ervaringen die paardeneigenaren melden, kan het de moeite waard zijn om het als ondersteunende fytotherapie in te zetten. Gebruik je het in plaats van pergolide, dan neem je een reëel risico je paard niet de behandeling te geven die het nodig heeft. Over het gecombineerde gebruik van monnikspeper en pergolide is al helemaal weinig bekend. Dus ook niet of dit goed, neutraal of slecht uit zal pakken voor je paard. Met betrekking tot de ziekte van Parkinson bij mensen wordt de combinatie monnikspeper met een dopamine-agonist afgeraden. Vertel voor de zekerheid altijd aan je dierenarts als je monnikspeper naast pergolide wilt geven. Houd bloedwaarden en veranderingen van het klinisch beeld samen, goed in de gaten.

Een Duits onderzoek zag weliswaar een sterkere verbetering van vachtproblemen bij gecombineerd gebruik van het plantje en het pilletje, maar de ACTH-waarden waren in dat geval hoger dan bij gebruik van alleen pergolide of alleen monnikspeper [249]. Dit zou kunnen komen doordat beide stoffen op dezelfde receptoren inwerken en elkaar daarbij in de weg zitten.

De eerlijkheid gebiedt te zeggen dat er misschien gewoon te weinig onderzoek naar gedaan is. Het weinige onderzoek dát gedaan is, werd vooral uitgevoerd op ratten en zag effecten op hormonen die afkomstig zijn uit de voorkwab van de hypofyse. Daar hebben we in het kader van PPID helaas niet veel aan.

De verbeteringen van klinische verschijnselen zouden wel het gevolg kunnen zijn van een andere werking van monnikspeper dan de veronderstelde directe verlaging van ACTH. Als de verbetering van het klinisch beeld zorgt voor minder stress en minder pijn, dan zou dat kunnen leiden tot lagere ACTH-waarden. Verder heeft monnikspeper al een pijnstillende werking [10]. Zo zou de plant misschien indirect voor een beter bloedbeeld kunnen zorgen. Het is verleidelijk om op basis daarvan de dosering van pergolide naar beneden bij te stellen. Vergeet alleen niet dat de ACTH die omlaaggaat door minder stress en pijn, uit de voorkwab van de hypofyse afkomstig is. Minderen met pergolide betekent dan minder synthetische remming van de middenkwab en dus mogelijk minder remming van hypofysevergroting en vorming van adenomen.

Als je pas met pergolide begint als je het met alleen monnikspeper niet meer redt om de klinische verschijnselen te onderdrukken, is meestal een hogere dosering nodig en duurt het langer om de ACTH-waarden onder controle te krijgen.

KURKUMA

Kurkuma (ook: geelwortel) is een poeder dat gemaakt wordt van de wortel van de gelijknamige plant. Kurkuma bevat tussen de 2 en 5% curcumine. Deze stof heeft o.a. een ontstekingsremmend effect bij ratten en mensen en is een antioxidant [82]. Het bestaat ook in de vorm van olie en tinctuur.

> **ANTIOXIDANT**
> Stof die de oxidatie van de cellen door vrije radicalen vermindert.

Het wordt vaak gegeven aan paarden met EMS/insulinedysregulatie. Curcumine verhoogt namelijk de aanmaak van adiponectine [64]. Over verbeteringen met betrekking tot glucoseverlaging en insulineresistentie spreken wetenschappelijke bronnen elkaar tegen [82, 81]. Bovendien zijn de onderzoeken vooral uitgevoerd bij ratten en mensen.

Onderzoek heeft laten zien dat curcumine bij ratten een remmend effect heeft op hypertrofie van cellen in de voorkwab van de hypofyse en op de hormoonproductie in dat deel van de hypofyse [43]. Laten we hopen dat toekomstig onderzoek aantoont dat we de lijn door kunnen trekken naar paarden en de middenkwab van de hypofyse.

Curcumine wordt slecht geabsorbeerd uit de dunne darm en de biologische beschikbaarheid lijkt beperkt te zijn als gevolg van snelle afbraak in de lever. Van de stof piperine, dat in zwarte peper zit, is bekend dat het bij mensen de biologische beschikbaarheid van curcumine kan verhogen. Of dit bij paarden ook zo is, is onvoldoende bekend.

Ondanks de wat negatieve toonzetting van dit verhaal, is de tendens in wetenschappelijke literatuur positief en hoopvol dat kurkuma een goed therapeutisch hulpmiddel zou kunnen zijn.

Mucuna pruriens

Mucuna pruriens (ook: fluweelboon) bevat stoffen die een zenuwbeschermende werking kunnen hebben en die helpen het dopamine-niveau bij mensen te verhogen; met name bij mensen met de ziekte van Parkinson [176]. Bij paarden met PPID is dit alles nog niet aangetoond.

Ginkgo biloba, oregano

Sommige onderzoeken laten zien dat suppletie met ginkgo biloba (ook: Japanse notenboom) op de lange termijn de dopaminespiegel bij ratten verhoogt. Idem voor oregano bij muizen. Ook hier geldt dat een paard geen knaagdier is. Zoals dat dan aan het eind van veel wetenschappelijke artikelen altijd zo mooi staat: verder onderzoek is nodig om te concluderen of deze supplementen succesvol toegepast zouden kunnen worden om bij paarden met PPID het dopaminetekort te verhelpen.

Antioxidanten

Er zijn planten die een antioxidantwerking kunnen hebben. Voorbeelden van deze planten zijn kaneel, gember, mariadistel, look, echinacea, yucca en de hiervoor besproken kurkuma en ginkgo biloba. Je vindt de namen vaak terug op de ingrediëntenlijst van kruidenmengsels die verkocht worden voor paarden met PPID.

PSYLLIUM

Uit onderzoek blijkt dat paarden die gedurende 60 dagen psyllium (ook: vlozaad) als voedingssupplement krijgen, lagere gemiddelde bloedsuiker- en insulinewaarden hebben. Er werden lagere pieken in zowel de bloedsuiker- als insulinespiegel gemeten, na het eten van suikerrijk voedsel [220]. Paarden met PPID en insulineresistentie zouden vanwege dit effect baat kunnen hebben bij preventieve suppletie met psyllium. Voor de volledigheid moet gezegd worden dat de onderzoeken uitgevoerd zijn op gezonde paarden, dus zonder insulineresistentie.

KANEEL

Kaneel blijkt, zelfs bij een lage dosis, een gunstig effect te hebben op de bloedsuikerspiegel bij mensen met diabetes type 2 [162]. Er is nog weinig onderzoek gedaan naar de werkzaamheid bij paarden met insulineresistentie. Bij een onderzoek uit 2011 werd geen significante verhoging van de insulinegevoeligheid waargenomen [159].

FENEGRIEK

De zaden van fenegriek bevatten het aminozuur 4-hydroxyleucine dat de aanmaak van insuline stimuleert en de gevoeligheid voor dit hormoon verhoogt. De opname van glucose wordt ook verminderd door fenegriek. Bovendien hebben de werkzame stoffen uit de plant ontstekingsremmende eigenschappen [2].

MARIADISTEL

In veel kruidenmengsels die kant-en-klaar verkocht worden voor PPID-paarden, zitten zaden van de mariadistel (ook: melkdistel). Hier zit silymarine in; een verzameling stoffen waarvan silybine de hoofdmoot is. Bij muizen gaat de ACTH-productie in de voorkwab van de hypofyse omlaag door deze stof. De cortisolproductie in de bijnieren neemt als gevolg ook af [42]. Mocht dit bij paarden ook het geval zijn, dan zou dat gunstig zijn voor PPID-ers met hypercortisolemie. Verder heeft silymarine een antioxidantwerking.

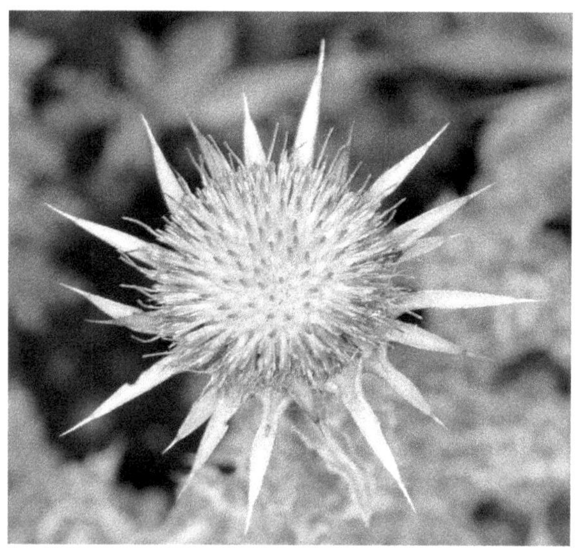

Mariadistel
(foto: Vladimír Motyčka)

WILG

Als pijnstiller kun je wilgentakken aanbieden. Met name amandelwilg en schietwilg bevatten veel salicine, een natuurlijke pijnstiller. Het paard kan naar eigen behoefte knagen aan de schors. Salicine is slecht voor de maag. Geef dus niet te veel.

DUIVELSKLAUW

Duivelsklauw is een plantaardig alternatief voor NSAID's. Op basis van bestaande onderzoeksgegevens kan niet gezegd worden dat het middel geen schadelijke effecten heeft op het spijsverteringsgestel. Drachtige merries mogen geen duivelsklauw krijgen omdat het vruchtafdrijvend werkt.

ONTSTEKINGSREMMERS

Schietwilg, moerasspirea, meidoorn, duivelsklauw en dus fenegriek hebben een ontstekingsremmende werking.

ANTIOXIDANTEN

In een reageerbuis kun je meten of een stof als antioxidant werkt, maar of het die functie ook in het lichaam heeft is daarmee niet altijd gezegd. De onderzoeken binnen de menselijke geneeskunde naar de effectiviteit van therapieën met antioxidanten gaven wisselende resultaten. Er werd weliswaar soms aangetoond dat suppletie het antioxiderend vermogen verbetert, maar of dit ook daadwerkelijk een klinisch voordeel oplevert is niet zeker [11, 186].

Bij paarden heeft onderzoek zich vooral gericht op de therapeutische toepassing van antioxidanten bij oxidatieve stress als gevolg van intensieve inspanning, reperfusieschade (weefselschade als gevolg van hernieuwde doorbloeding na zuurstoftekort) en chronische luchtwegproblemen. De verschillende antioxidanten die in dat kader een positieve rol zouden kunnen spelen zijn vitamine A, B, C en E, selenium, koper, zink, superoxide dismutase (SOD), dimethylsulfoxide (DMSO), dimethylglycine (DMG), methylsulfonylmethaan (MSM), methionine en resveratrol.

Laten we niet vergeten dat er bij paarden met PPID geen of nauwelijks sprake is van systemische oxidatieve stress. Of de werking van therapeutisch toegepaste antioxidanten zich uitstrekt tot de middenkwab van de hypofyse, waar oxidatieve stress wel is aangetoond, is nog niet voldoende gebleken. Ook voor de planten met antioxidantwerking waar we het net over hadden, gaat dit op.

Vooralsnog lijkt de beste benadering om te zorgen voor gezonde, natuurlijke en gevarieerde voeding die voorziet in de benodigde voedingsstoffen, waaronder de stoffen die een antioxidantwerking zouden hebben.

Omdat vitamine E-supplementen in het algemeen veilig zijn, worden ze om hun antioxidantwerking vaak aan paarden van vijftien jaar of ouder gegeven om te helpen voorkomen dat PPID zich ontwikkelt. Nogmaals: of dit het gewenste effect heeft is nog de vraag. Bovendien krijgt een paard dat veel kan grazen vanzelf genoeg vitamine E binnen. In hooi loopt de hoeveelheid van deze vitamine terug. Voor EMS-paarden die op een ruwvoerdieet staan kan het daarom nodig zijn een vitamine E-supplement te geven.

VOEDING

Voeding is een belangrijk onderdeel van de leefomstandigheden om in de gaten te houden. Het is een van de weinige aspecten waar je volledige controle over kunt hebben.

Een abrupte dieetaanpassing is zelden nodig. Voer veranderingen langzaam door en introduceer de nieuwe voeding of supplementen geleidelijk over een periode van vier weken. Voor aanpassingen in de hoeveelheid voedsel gaat hetzelfde op. Als je paard hoefbevangen is, kan het nodig zijn om het dieet sneller aan te passen, met name wanneer het paard voedsel krijgt dat te rijk is aan suiker en zetmeel.

HORMONALE ONTREGELING

PPID is allereerst een neurologisch probleem, maar de totale hormonale ontregeling die er het gevolg van is, is waar het paard last van heeft. Je hebt allerlei hormonen voorbij zien komen, te beginnen met de hormonen die in de hypofyse geproduceerd worden. Daarna hebben we het gehad over insuline, leptine, adiponectine, cortisol en nog een hele rits andere hormonen. Met al die hormonen kan het mis gaan. De wisselwerking ertussen maakt het allemaal nog iets lastiger. Bovendien is een hormonale ontregeling nooit een zwart-wit probleem. Met name cortisoldysregulatie (zie pag. 24) is ingewikkelder dan vaak gedacht wordt. Voor EMS/insulinedysregulatie gaat dit ook op.

Het zou een beetje naïef zijn om te denken dat er PPID-ers zijn die ongestoord verder kunnen blijven eten zoals ze deden toen ze hormonaal nog in orde waren. Daarom kun je het beste elk PPID-paard als 'insulineresistentierisicopaard' voeden. Ook als ze geen overgewicht hebben; ook als ze nog nooit hoefbevangen zijn geweest.

Doe er je voordeel mee dat er voedingsdeskundigen bestaan die je graag helpen het dieet van je paard onder de loep te nemen en dit specifiek op zijn situatie en behoeften af te stemmen.

SPIERATROFIE

Omdat spieratrofie (spierverlies) zowel een klinisch verschijnsel van PPID als een normale eigenschap van het ouder worden is, zullen we de speciale voedingsbehoeften van paarden die hiermee te maken krijgen bespreken als we het over senioren gaan hebben.

GEWICHTSBEHEERSING

Er zijn PPID-ers die te dik zijn of juist te mager, met of zonder insulinedysregulatie. Voor al deze paarden moet de nadruk liggen op voeding die hen in staat stelt hun ideale lichaamsconditie terug te krijgen of te behouden.

Overgewicht moeten we bestrijden met voedingsaanpassingen en lichaamsbeweging. Voor paarden die te mager zijn moeten de voedingsaanpassingen gericht zijn op een gezonde en gecontroleerde gewichtstoename.

SUPPLEMENTEN

Van bepaalde mineralen, vitaminen en sporenelementen heeft je paard een minimumhoeveelheid nodig. Vooral paarden die hoofdzakelijk hooi eten of op een dieet staan voor gewichtsverlies, hebben vaker tekorten dan paarden die onbeperkt gras eten.

RUWVOERANALYSE

Voordat je supplementen gaat geven moet je eerst weten welke vitaminen, mineralen, sporenelementen en dergelijke je paard tekortkomt. Een bloedonderzoek kan daarbij helpen, al is dit niet voor alle waarden 100% betrouwbaar. Belangrijke informatie haal je daarom uit een ruwvoeranalyse. Als je weet wat je paard te weinig binnenkrijgt via zijn voeding, weet je wat je aan moet vullen.

Voor ongeveer 25 euro kun je ruwvoer laten testen op energie, suikers, eiwitten en drogestofgehalte. Een uitgebreide analyse van je gras of hooi is prijziger (circa 125 euro), maar dan weet je wel precies hoe het zit met alle belangrijke voedingsstoffen. Met die informatie kan een voedingsdeskundige heel gericht supplementen voorschrijven. Tot die tijd kun je een 'balancer' geven. Hier zitten de belangrijkste vitaminen, mineralen en sporenelementen in.

BALANCER

Een breedspectrum supplement, of 'balancer' is bedoeld om een ruwvoerrantsoen in balans te brengen door de dagelijkse behoefte aan vitaminen, mineralen en sporenelementen aan te vullen.

Een balancer is tweede keus na een door een voedingsdeskundige op je paard samengesteld supplement dat gebaseerd is op ruwvoeranalyse en eventueel bloedonderzoek.

Lees de ingrediëntenlijst goed. Sommige balancers bevatten bijna 20% suiker en zetmeel.

Een paard dat een balancer krijgt, moet niet ook nog eens via zijn liksteen allerlei mineralen binnenkrijgen. Een simpele zoutsteen is voldoende.

Stel je hooimonster samen uit kleine plukjes uit verschillen balen die van hetzelfde land komen en op hetzelfde tijdstip gemaaid zijn. Wanneer je hooi hebt van verschillende partijen, kun je het beste van iedere partij afzonderlijk een analyse laten doen. Wanneer je steeds kleine hoeveelheden van wisselende partijen hebt, is een analyse weinig zinvol en kun je beter uitgaan van gemiddelde waardes van hooi.

BODEMANALYSE

Je kunt ook een grondmonster laten analyseren. Mineralen die niet in de grond aanwezig zijn, zullen namelijk niet op wonderbaarlijke wijze in het gras verschijnen. Houd er rekening mee dat de uitkomst van een bodemanalyse niet representatief is voor de hoeveelheid mineralen die uiteindelijk door de grasplant opgenomen wordt. Een bodemanalyse is een goede basis voor een bemestingsadvies.

DRINKWATER

Water is veruit de belangrijkste voedingsstof, maar wordt het minst vaak als zodanig gezien. In het geval van polyurie/polydipsie en hypohidrose is drinkwatervoorziening extra belangrijk. In de kadertekst lees je meer over drinkwater.

DRINKWATER

Kraanwater is de veiligste waterbron voor je paard. Zorg dat het altijd vers is. Houd de drinkwatervoorziening vrij van algen, dode bladeren en insecten, mest, urine en roestvorming. In de winter zorg je er uiteraard voor dat het water niet bevriest.

Als het niet mogelijk is om kraanwater te geven, zijn er nog andere waterbronnen. Deze hebben wel nadelen. Zowel opgepompt grondwater (putwater), regenwater als oppervlaktewater kunnen verontreinigd zijn. Je kunt het water hierop laten testen.

Houd ook de kwaliteit van je regenwater in de gaten. Zinken dakplaten, goten en regenpijpen kunnen het zinkgehalte van het water te veel verhogen.

Sloot- en ander oppervlaktewater kan vervuild zijn door illegale lozingen, mest en pesticiden. Er kan ook blauwalg en salmonella in zitten. Het is de minst goede keus voor je paard.

EIWITTEN EN AMINOZUREN

Behalve de absolute hoeveelheid eiwitten die het paard binnenkrijgt, moet ook de kwaliteit ervan hoogwaardig zijn. Dit wil zeggen dat de eiwitten voldoende essentiële aminozuren moeten leveren. Dit zijn aminozuren die het paard niet zelf kan aanmaken en dus via zijn voedsel moet binnenkrijgen. Dat is meestal geen probleem, behalve met methionine, lysine en threonine.

VITAMINEN

Voor vitaminen gaat ook op dat het paard sommige zelf kan aanmaken (vooral B1, B6 en B12, C en K), terwijl andere in de voeding moeten zitten. Als paarden ouder worden, zijn ze minder goed in staat zelf bepaalde vitaminen aan te maken. Dit is met name met B-vitaminen en vitamine C het geval.

Oude paarden met PPID hebben, zelfs in het subklinische stadium, een lager vitamine C gehalte in het bloed dan gezonde of jongere paarden [173]. Suppletie kan nodig zijn.

Zeker wanneer paarden met PPID geen of minder weidegang krijgen, is suppletie van vitamine C en E aan te raden. Gras is een goede bron van deze vitaminen, maar als het gras gemaaid en gedroogd is, nemen de gehaltes flink af.

Een onderzoek uit 2020 vond dat vitamine B12 bij PPID-paarden verlaagd is, ongeacht hun leeftijd [227]. Vitamine B12 is essentieel voor een goede werking van de hersenen en het zenuwstelsel. Bij mensen wordt een tekort aan B12 in verband gebracht met de ziekte van Parkinson [252]. Mensen die aan de ziekte van Cushing lijden, blijken ook vaak een B12-tekort te hebben [240]. Hiermee is natuurlijk niet gezegd dat deze lijn doorgetrokken kan worden naar paarden met PPID.

MINERALEN EN SPORENELEMENTEN

Mineralen en sporenelementen moeten in bepaalde onderlinge verhoudingen worden opgenomen. Een scheve verhouding kan zorgen dat een overschot van het ene mineraal de opname van een ander mineraal in de weg zit. Verder kan een groot overschot van bepaalde vitaminen of mineralen even schadelijk zijn als een tekort.

LIKSTEEN

Natrium is een mineraal dat een paard lastig in voldoende mate binnenkrijgt. Het is o.a. belangrijk voor het doorgeven van prikkels in het zenuwstelsel. Geef een simpele, witte zoutsteen zonder andere toegevoegde mineralen en sporenelementen. Likstenen die naar appel smaken of waar melasse in zit moet je ook in de winkel laten liggen. Het paard moet aan de steen likken om zout binnen te krijgen, niet omdat hij het lekker vindt. De roodgekleurde likstenen bevatten vaak te veel ijzer.

ZINK, SELENIUM, KOPER EN IJZER

De mineralen zink, selenium en koper zijn vrijwel altijd te laag in ruwvoer. Dit komt doordat ze in de bodem al te weinig worden aangetroffen. Het ijzergehalte is vaak juist veel te hoog. Dit maakt de opname van zink, selenium en koper nog lastiger. Op pagina 42 heb je gelezen dat er een verband is tussen ijzeroverschot en insulineresistentie.

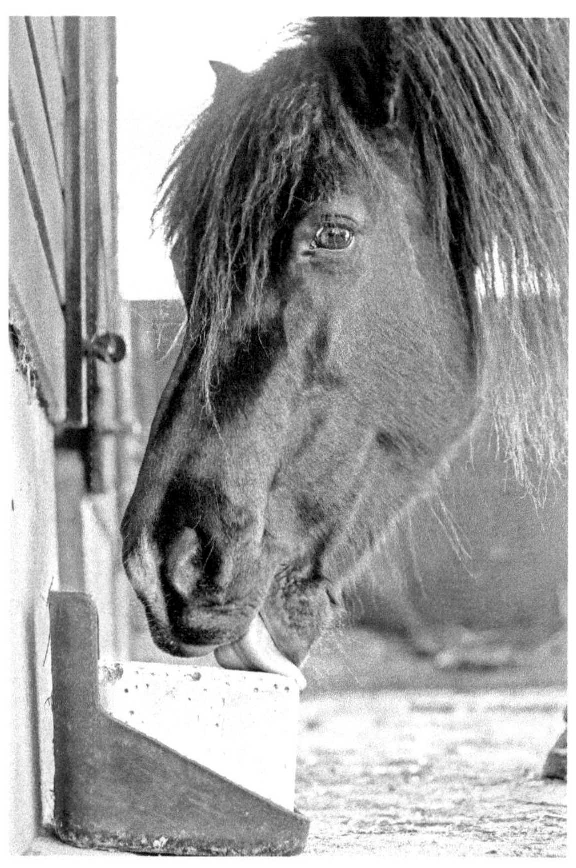

Simpele, witte zoutsteen
(foto: Karin Schouwenburg)

OMEGA-VETZUREN

De verhouding tussen omega-vetzuren is ook belangrijk om te voorkomen dat een ontstekingsbevorderende eigenschap van een bepaald vetzuur de overhand neemt. Omdat met name bij paarden die geen of weinig vers gras eten het dieet te weinig omega-3-vetzuren bevat, is het aan te raden om dit bij deze paarden aan te vullen. Lijnzaad en koudgeperste lijnzaadolie zijn goede bronnen van omega-3-vetzuren.

WEIDEGANG OF NIET?

Als je dit zo leest, begrijp je dat het buiten het kader van dit boek valt om hier alle details te bespreken. De basis van een gezond rantsoen bestaat uit ruwvoer. Als het paard weidegang heeft, is het van belang om rekening te houden met de hoeveelheid suiker die in gras aanwezig is. Grazen op een weiland is bij veel paarden met PPID nog wel mogelijk, maar het is wel raadzaam om je graasbeleid aan te passen. Niet alle grassoorten maken evenveel suikers aan. Een gevarieerd grasland met veel soorten die minder suikers aanmaken, is meer dan wenselijk. Verder is het aan te raden om de paarden niet op de wei te zetten in de maanden april en mei wanneer het suikergehalte vaak hoog is en tijdens de seizoensgebonden stijging (zie pag. 77).

Voor PPID-paarden die niet insulineresistent zijn zou het in de overige maanden mogelijk moeten zijn om beperkt weidegang te hebben, mits de ACTH onder controle is en ze geen overgewicht hebben. Tekenen van hoefbevangenheid zijn ook een no-go. In de kaderteksten op de pagina hiernaast lees je hoe je met goed gekozen weidetijden en graasbeperkende maatregelen nog meer controle kunt krijgen over de voedselinname en suikerconsumptie.

WANNEER IS HET WEILAND VEILIG?

Als vuistregel kun je aanhouden dat het suikerniveau van het gras het laagst is: 's nachts en in de hele vroege ochtend, als het 's nachts niet kouder dan vijf graden is geweest, terwijl er voldoende water en voedingsstoffen beschikbaar waren en de grasplant vooral blad en geen koppen heeft.

Gedurende de dag zal het suikerniveau stijgen. Meer uren zonneschijn zorgen voor hogere suikerpercentages. Als de lente vordert, is dit steeds vaker het geval. Bewolking en schaduw vertragen de stijging juist.

Niet alleen het suikergehalte, maar ook de totale hoeveelheid gras die je paard eet, moet je in de gaten houden. In het voorjaar groeit het gras explosief. Een paard dat veel gras eet met een laag percentage suikers, krijgt hier alsnog te veel van binnen. In dit geval, of als je vermoedt dat er te veel suiker in het gras zit, moet je graasbeperkende maatregelen nemen.

GRAASBEPERKENDE MAATREGELEN

Om te voorkomen dat je PPID-er zonder insulineresistentie en waarbij de ACTH onder controle is, te veel of te snel eet en zo te veel koolhydraten binnenkrijgt op het weiland, kun je de volgende graasbeperkende maatregelen nemen:

- Gebruik een graasmasker. De toppen van het gras bevatten minder suiker. Een graasmasker zorgt ervoor dat je paard het gras niet tot de wortel afgraast. Het eettempo gaat ook omlaag. Het voedsel komt langzamer en gelijkmatiger in het spijsverteringskanaal. De koolhydraten worden hierdoor beter verteerd. Met een graasmasker komt een paard ook aan meer lichaamsbeweging, doordat hij langer op het weiland kan blijven. Let op dat het masker goed past en dat je paard nog normaal kan drinken.
- Voorkom overbegrazing. Kort afgeknabbeld gras bevat veel koolhydraten. Doe aan strookbegrazing. Met schriklint en prikpaaltjes is het te begrazen gebied dagelijks op te schuiven, te vergroten of te verkleinen.
- Verdeel je weiland in stukken. Laat je paard steeds een stuk afgrazen tot het gras nog vier centimeter hoog is. Daarna zet je hem in het volgende stuk. Het begraasde deel kan nu weer aangroeien.

Met alleen het beperken van de tijd die het paard in het weiland doorbrengt, kom je er niet. In 2011 is er onderzoek gedaan naar de hoeveelheid gras en hooi die pony's eten als ze beperkt worden in hun weidegang. Opvallend resultaat was dat zij in de eerste week van het onderzoek, per dagelijkse weidegang van drie uur, een hoeveelheid aten die gelijk staat aan ongeveer een half procent van hun lichaamsgewicht. In week zes was dit al verdubbeld tot bijna één procent. In zes weken tijd hadden de dieren geleerd dat je maar beter voort kunt maken als je in het weiland gezet wordt [22].

HOOI

Het veiligste is om het rantsoen van je paard met PPID voor het grootste gedeelte te laten bestaan uit hooi; ook in de zomer. Het is belangrijk dat het hooi minder dan 10% suiker en zetmeel samen bevat. Omdat de grassoorten die in Noordwest-Europa groeien geen zetmeel opslaan, kijk je dus in de praktijk vooral naar het suikergehalte.

Als er nog graszaad in het hooi zit, moet je er rekening mee houden dat er in deze zaden wél veel zetmeel zit. Laat je PPID-paard dus niet het 'gruis' opeten dat onderin de kruiwagen blijft liggen. Dit is voor een groot gedeelte graszaad.

Is je paard op gewicht en staat hij enkel op ruwvoer anders dan gras, dan geef je hem tussen de 1,5% en 2% van zijn gewicht aan droge stof (DS, zie kadertekst) per etmaal. Voor een paard van 600 kilo is dat dus tussen de 9 en 12 kilo DS.

Droog, onverpakt hooi bevat meestal 85-90% DS. Hiervan geef je dus tussen de 10 en 14 kilo per 24 uur, afhankelijk van het lichaamsgewicht van het paard. Is hij te dik, dan geef je wat minder; is hij te dun, dan geef je meer. Eet hij al 2% van zijn lichaamsgewicht aan DS en is hij nog steeds te mager, dan mag er nog meer hooi bij. De meeste paarden zullen tot ongeveer 2,5% van hun lichaamsgewicht aan DS eten; ponyrassen meestal nog meer.

DROGE STOF

De droge stof is het wat van voederplanten overblijft nadat ze volledig gedroogd zijn. Hoe hoger het vochtgehalte van het voedsel, hoe lager het drogestofgehalte.

Alle paarden moeten per dag ongeveer 1,5 tot 2,5% van hun lichaamsgewicht aan droge stof eten. Van voedsel met een laag drogestofgehalte moeten ze meer eten om daar aan te komen. Als dat voedsel dan veel energie (calorieën) bevat, is dat voor een paard dat af moet vallen niet goed. Volop grazen in de lente en zomer is een voorbeeld van zulk voedsel.

Een ruwvoeranalyse geeft ook altijd het drogestofgehalte.

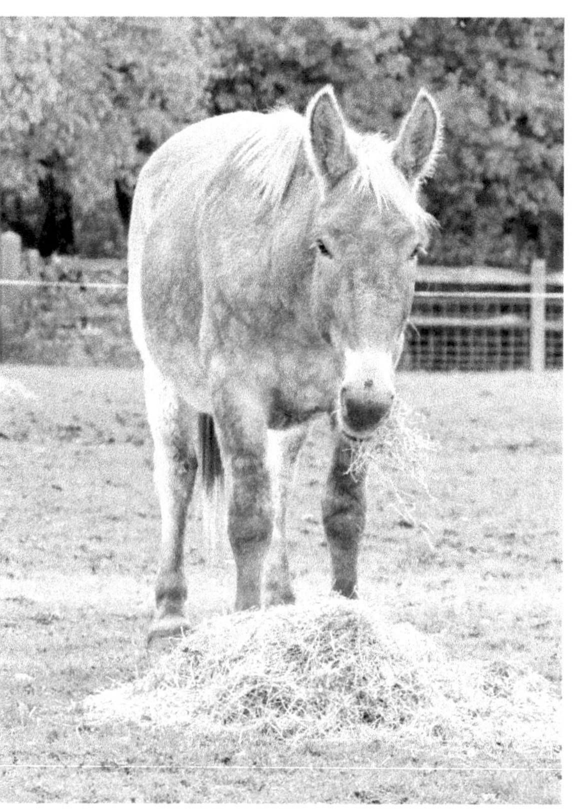

(foto: Mulography)

Wat ook van belang is, is het sóórt ruwvoer. Ook hier biedt een hooianalyse weer duidelijkheid. In het algemeen geldt dat hard, stengelig hooi een lagere energiewaarde heeft (minder calorieën bevat) dan zachter, fijner hooi. Als je PPID-paard te dik is, of gemakkelijk te dik wordt, heeft dat grofstengelige hooi de voorkeur. Wanneer hij makkelijk afvalt en juist moeite heeft om goed op gewicht te blijven, dan is een zachter, fijner hooi met een hogere energiewaarde beter. In beide gevallen is het belangrijk dat het hooi een laag suikergehalte heeft.

KRACHTVOER

Biks en granen zijn geen goed idee. Er zitten te veel snelle suikers en zetmeel in dit krachtvoer en we geven het altijd in porties. Dit zorgt voor hoge pieken in de bloedsuikerwaarden. Het spijsverteringsgestel van een grazer-scharrelaar, wat een paard nu eenmaal is, is hier niet op gemaakt.

Paardenmuesli is eigenlijk gewoon biks, maar dan voordat het gemalen en geperst is. Er bestaat paardenmuesli zonder granen die onder de 10% suiker en zetmeel blijft. Af en toe een handje hiervan kan geen kwaad. Andere merken muesli kunnen ruimschoots over de 20% heengaan. Laat die maar in de winkel staan.

Wil je toch krachtvoer geven, lees dan heel goed het etiket. Ga voor weinig suiker en zetmeel. Granen moet je ook mijden. Let ook op de hoeveelheid ijzer in het product. Deze moet zo laag mogelijk zijn.

Voor oude paarden of paarden met een conditie-achterstand (mager, spieratrofie), wil je graag de ingrediënten, vitaminen en mineralen zien die we in de volgende paragrafen afzonderlijk benoemen.

Laat je niet van de wijs brengen door klinkende productnamen met 'Cush' of 'Senior' erin. Sommige bevatten meer dan 20% suikers en zetmeel.

SENIOREN

Zeker niet elk paard met PPID heeft ook EMS/ID en overgewicht, maar kan in plaats daarvan juist moeite hebben om op gewicht te blijven. Deze paarden hebben een aangepaste voedingsaanpak nodig. Uitgangspunt is hierbij om een gezonde, geleidelijke gewichtstoename te krijgen zonder suiker- en zetmeelrijke voeding te geven. PPID komt sowieso al meer voor bij oudere paarden. Zij hebben vaker ondergewicht als gevolg van het normale verouderingsproces of door gebitsproblemen.

DARMEN

De opname van voedingsstoffen gebeurt vooral in de dunne darm. Dit proces verloopt minder efficiënt bij oudere paarden. Hierdoor moeten ze vaak meer eten dan toen ze jonger waren, om toch op gewicht te blijven.

De dikke darm verliest met het ouder worden deels zijn vermogen om vezels goed te verteren. Waarschijnlijk komt dit door veranderingen in het microbioom van de darm. Dat de oudjes minder goed kunnen kauwen, zal ook meespelen. Er komen hierdoor grotere vezels in de darmen terecht.

> **MICROBIOOM**
> Het geheel van bacteriën, eencelligen, gisten, parasieten en virussen in o.a. de darmen.

Erg grofstengelig hooi is voor oude paarden niet makkelijk te verteren. Geweekte grasbrok, geweekte bietenpulp en sojaschillen verteren daarentegen goed.

De productie van B-vitaminen in de dikke darm loopt, zoals eerder gezegd, ook terug bij oude paarden. Suppletie kan nodig zijn.

> *Waar een balancer tamelijk onschuldig is, moet je met het supplementeren van losse vitaminen en mineralen niet in het wilde weg gaan experimenteren. Vraag een voedingsdeskundigen om advies.*

LUZERNEHOOI

Luzernehooi (ook: alfalfa) bevat vezels die makkelijk te verteren zijn. Bovendien bevat het veel goed verteerbaar eiwit (circa 20%), wat kan helpen om spierafbraak te beperken. Het kan wel te veel calcium bevatten, wat niet goed is voor de nieren en wat de beschikbaarheid van fosfor nadelig beïnvloedt. Mengen met hooi dat minder calcium bevat, is een oplossing hiervoor.

In luzernehooi zitten ook de belangrijke aminozuren methionine, lysine en threonine en het is rijk aan magnesium. Een vergelijkbare eiwitrijke plant uit dezelfde familie als luzerne, is esparcette. Omdat het looizuur (tannine) bevat, moet je hier niet te veel van geven.

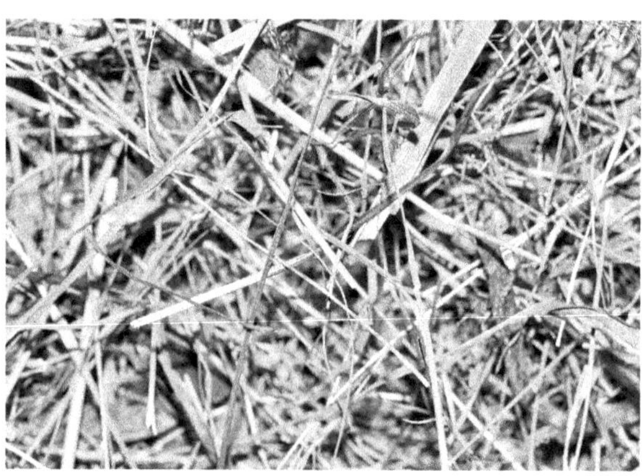

| Luzernehooi

Oudere paarden hebben vaker moeite om eiwitten goed te verteren in de dunne darm. Ook hier komt luzernehooi goed uit de bus. Het levert hoogwaardige eiwitten die je kunt voeren om te voldoen aan de eiwitbehoefte zonder je paard te overvoeren. Voor paarden met spieratrofie zijn eiwitten en de essentiële aminozuren die ze leveren ook erg belangrijk om spiermassa op te bouwen.

Suppletie van hoogwaardige aminozuren heeft bij oudere paarden vaak ook een effect op behoud van spiermassa en voorkomen van spieratrofie.

VREP

Voor een nauwkeuriger aanduiding van de eiwitbehoefte van een paard wordt ook de hoeveelheid verteerbaar ruw eiwit (VREp) gebruikt. Dit is de absolute hoeveelheid eiwit in het voer, die het paard ook echt kan verteren.

De dagelijkse basisbehoefte aan VREp van een volwassen paard van 600 kilo, dat geen arbeid verricht, is ongeveer 0,6 gram per kilo lichaamsgewicht. Voor lichtere paarden is dat getal hoger, voor zwaardere paarden lager.

Deze basisbehoefte is niet meer dan een startpunt. Ras, leeftijd, lichaamsgewicht, de manier waarop het paard gehouden wordt en de hoeveelheid arbeid zorgen voor variatie. Ook kunnen er individuele verschillen tussen paarden zitten. Vraag je voedingsdeskundige of dierenarts om een inschatting van de hoeveelheid VREp die jouw paard nodig heeft.

Wijze van aanbieden

Oude, zwakke paarden worden soms door kuddegenoten weggejaagd van voerplekken. Ook hebben de oudjes met slechte of ontbrekende tanden vaak wat meer tijd nodig om te eten. In beide gevallen doe je er goed aan ze apart voeren. Zo kun je ook goed de voedselinname in de gaten houden en heeft je paard minder stress. Een andere mogelijkheid is om het ruwvoer op meerdere plekken neer te leggen.

Oude paarden hebben vaker last van artrose. Eten vanaf grondniveau kan pijnlijk zijn. Hooi uit een hooinet lostrekken kan pijn doen als er artrose in de nek zit. Bij artrose op meerder plekken in het lichaam wordt zelfs rondscharrelen om te grazen lastiger. Help deze paarden aan een plek om rustig en pijnvrij te eten.

Geweekt voedsel kan in de zomer gaan gisten en bevriezen in de winter. Als je het te lang laat staan, kunnen bacteriën en schimmels zich explosief gaan vermeerderen. Geef daarom een hoeveelheid die het paard in één maaltijd op kan eten. Dit kan betekenen dat je meerdere keren per dag moet voeren.

Gebit

Grazen wordt een probleem als de voortanden (snijtanden) ontbreken of schots en scheef in de mond staan en boven- en onderkaaktanden niet goed aansluiten als het paard zijn hoofd op grondhoogte heeft. Zorg voor goed hooi of grasbrok. Zolang de kiezen nog in orde zijn, is dit nog goed te eten. Vraag je paardentandarts wat hij nog kan verbeteren aan het gebit.

Met versleten of beschadigde kiezen is het malen van voedsel moeilijker. Oude paarden met een slecht gebit kunnen hooi niet genoeg kauwen om goed door te slikken en te verteren. Gras gaat meestal nog prima voor deze paarden, maar is alleen een optie wanneer dat veilig is en er geen verhoogd risico op hoefbevangenheid is. Overschakelen van grof, stengelig hooi naar fijn en zacht hooi is de eerstvolgende stap. Wanneer ze ook dat niet meer goed kunnen eten, kun je een ruwvoervervanger gegeven met korte stengeltjes.

Als ook dat niet meer gaat, is de volgende stap geweekte grasbrokken. Dit kunnen de meeste oude paarden nog heel lang blijven eten. Je kunt dit eventueel aanvullen met wat graanvrije slobber of geweekte bietenpulp (zie kadertekst).

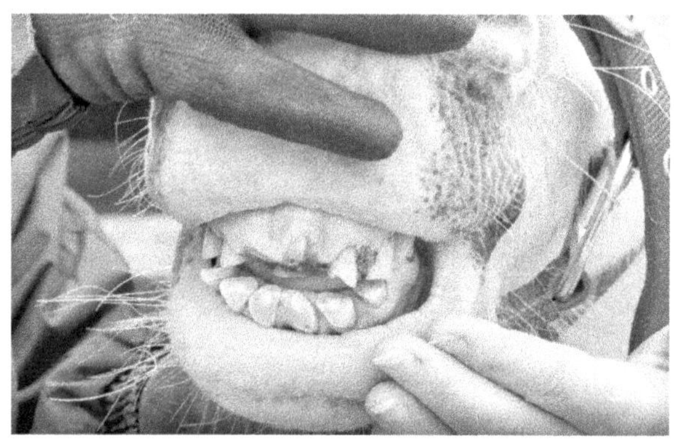

Grazen gaat niet meer goed met deze tanden
(foto: Redwings Horse Sanctuary)

BIETENPULP

Bietenpulp blijft over bij de productie van suiker uit suikerbieten. De suiker is er dus uit. Wat overblijft zijn alleen goed verteerbare voedingsvezels. Deze bevatten veel calorieën, die langzaam vrijkomen. Het suiker- en zetmeelgehalte is doorgaans laag. Bietenpulp is een goede bron van eiwitten en de aminozuren methionine, lysine en threonine.

Bietenpulp bevat niet voldoende vitaminen en is niet gebalanceerd qua mineralen. Het kan ook lastig zijn om de verhouding tussen calcium en fosfor goed te krijgen als je er veel van voert. Ook bevat het heel weinig sporenelementen. Het is heel geschikt als aanvulling, maar zeker niet als hoofdbestanddeel van het rantsoen om gras en hooi te vervangen. Je kunt het beste met een voedingsdeskundige overleggen als je meer dan één kilo bietenpulp per dag aan je oude paard wilt gaan geven.

Kies voor snelwekende bietenpulp. Deze hoeft maar tien minuten geweekt te worden. Let op dat het suikergehalte onder de 10% ligt en liefst nog lager.

Normale bietenpulp moet je minstens twaalf uur weken om slokdarmverstoppingen te voorkomen. Deze pulp bevat vaak meer suiker dan de snelwekende variant. Bovendien staat het exacte suikergehalte niet altijd op de verpakking. Dit kan makkelijk een stuk hoger liggen dan 10%.

ONDERGEWICHT

Door de hangbuik en adipositas valt het soms niet direct op dat het paard gewicht kwijtraakt en spieren afgebroken worden. Omdat PPID-ers vaak al wat ouder zijn, wordt gewichtsverlies ook vaker als onvermijdelijk gezien. Hierdoor blijven de paarden met ondergewicht vaker onopgemerkt. Als het paard voorheen te dik was en dieet- en bewegingsprogramma's iets te fanatiek zijn doorgezet, ontstaat het gevaar dat hij nu juist te mager wordt, zonder dat het jou als eigenaar opvalt. Vraag je voedingsdeskundige of dierenarts wat hij vindt van het gewicht van je paard.

We bespreken hier magere PPID-paarden. Er zijn nog allerlei andere mogelijke oorzaken van gewichts-verlies, waarvan sommige onher-stelbare schade kunnen veroorzaken of fataal kunnen zijn. Bij de minste twijfel over de oorzaak van de ver-magering vraag je je dierenarts om raad. Uiteraard heb je wormbesmet-ting, gebitsproblemen en maagzwe-ren al uitgesloten of aangepakt als mogelijke oorzaak.

Voedingsadviezen voor paarden met PPID die moeten aankomen kunnen lastig zijn, omdat er gekozen moet worden voor aanvulling van calorieën zonder dat er te veel suiker- en zetmeel wordt gevoerd.

VET EN OLIE

Om meer calorieën toe te voegen, geven mensen wel vetrijk voedsel. Het voeren van grote hoeveelheden olie of ander vet kan insulineresistentie verergeren of zelfs laten ontstaan. Het is daarom belangrijk een gebalanceerde combinatie van vetten en koolhydraten te gebruiken om gewichtstoename bij magere paarden met PPID met beleid te bevorderen.

Te magere paarden met insuline-dysregulatie kunnen baat hebben bij geweekte bietenpulp, sojaschillen of (gehakseld) luzernehooi, gecombineerd met plantaardige oliën die laag zijn in omega-6-vetzuren (bijv. lijnzaad- of koolzaadolie). Dit geeft je de mogelijk-heid om energierijk te voeden, zonder het risico te lopen sterke insulinepieken te veroorzaken. Deze voersoorten bevat-ten namelijk veel langzaam verteerbare voedingsvezels (structurele koolhydra-ten). Lijnzaad is rijk aan vetten die goed zijn voor je paard. Afhankelijk van de hoeveelheid bijvoeding, geef je dit ver-deeld over meerdere porties per dag.

Sommige oliesoorten, zoals zonne-bloem- en maïsolie bevatten de ver-keerde hoeveelheid en verhouding omegavetzuren. Dit doet je paard meer kwaad dan goed. Niet geven dus.

VOORDROOG

Voordroog kan een geschikt alternatief zijn voor PPID-ers zonder insuline-dysregulatie die moeite hebben om op gewicht te blijven. Het is zachter en daardoor goed te kauwen. Bovendien is het iets makkelijker te verteren doordat het al een klein beetje gefermenteerd is.

Voordroog kan te rijk zijn aan calorieën en suiker, met name wanneer het al heel vroeg geoogst is op een moment dat het gras nog heel jong was. Beter is om voordroog te nemen dat iets later is geoogst.

In tegenstelling tot wat vaak gedacht wordt, bevat voordroog niet meer suiker dan hooi. Als je een veld maait en de ene helft van het maaisel laat drogen tot 85% DS en dan hooit en de andere helft laat drogen tot 70% DS en in plastic wikkelt, zullen beide producten aan het begin hetzelfde suikergehalte hebben. Maar wanneer je een half jaar later kijkt, heeft het voordroog een lager suikergehalte dan het hooi. Dit komt doordat de bacteriën die zorgen voor fermentatie een gedeelte van de suikers hebben 'opgegeten'. Waarom voordroog toch soms een hoger suikergehalte heeft, ligt dus vooral aan het oogstmoment. Voordroog heeft een lager drogestofgehalte dan hooi. Daarom moet je er meer van voeren.

Bij paarden met insulinedysregulatie kan voordroog een relatief hoge insulinerespons geven. Dit zou niet zozeer het gevolg zijn van suikers, maar van andere stoffen, zoals vluchtige vetzuren en ethanol [158].

Weidegang is voor magere paarden ook nog altijd een goede manier om aan te komen. Bouw dit langzaam op. Laat PPID-ers niet op de wei zolang de ACTH niet onder controle is, wanneer ze insulineresistent zijn of wanneer ze tekenen van hoefbevangenheid vertonen.

WIJZE VAN AANBIEDEN

Sterk vermagerde paarden zijn minder goed in staat zijn hun sociale positie en hun toegang tot voedsel te verdedigen. Ze krijgen niet alleen te weinig voedsel, maar gaan ook sneller en onrustig eten. Ze kauwen minder goed en kunnen voedingsstoffen minder goed benutten. Net als de senioren kun je ze dus beter apart voeren.

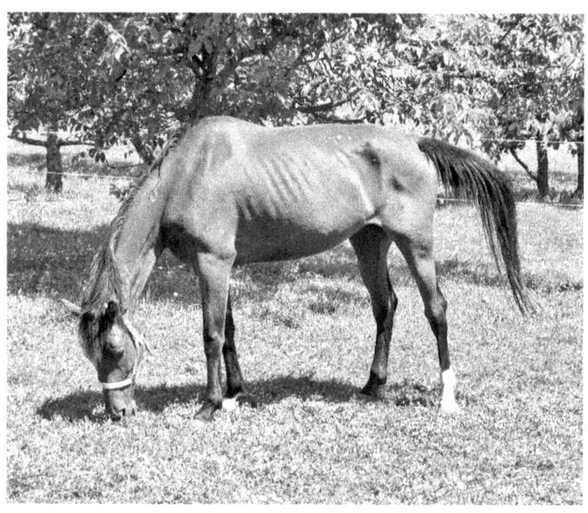

Geef een mager paard de tijd om rustig te eten
(foto: Anna Armbrust)

EMS/INSULINEDYSREGULATIE EN OVERGEWICHT

Ook al weten we het nog niet precies hoe het zit, het is verstandig om er toch van uit te gaan dat een paard met PPID een verhoogd risico op insulineresistentie heeft, ook zonder dat het paard te dik is. Het is van belang om ACTH onder controle te houden en om regelmatig de insuline- en glucosewaarden in het bloed te meten, om tijdig in te kunnen grijpen in het rantsoen om hoefbevangenheid te voorkomen.

Een deel van de PPID-ers heeft ook EMS/insulinedysregulatie en overgewicht. De aanpak van dit probleem moet gebaseerd zijn op gewichtsbeheersing en lichaamsbeweging. We zullen eerst kijken naar hoe voedselaanpassingen ingezet kunnen worden voor gewichtsbeheersing. Daarna gaan we het hebben over lichaamsbeweging.

Voor de hier besproken paarden zijn voedselaanpassingen erg belangrijk om gewichtsverlies te zien. Daarnaast wil je dat de hormonale problemen die bij EMS horen niet erger worden. Nog liever zie je ze verminderen en verdwijnen. Met name insulinedysregulatie zal verbeteren naarmate het paard afvalt.

Er is een direct verband tussen overgewicht en oxidatieve stress [152]. De vuistregel is: minder overgewicht zorgt voor minder oxidatieve stress. Het is een van de sleutels in de strijd tegen PPID.

We zeiden eerder al dat biks en granen voor paarden die goed op gewicht zijn, af te raden is. Voor paarden die gewicht moeten kwijtraken, is dit nog veel meer het geval. Het bevat veel te veel suikers en zetmeel. Het spijsverteringsgestel van een paard is er ook niet op gebouwd. Grote pieken in de bloedsuikerspiegel zijn het gevolg. Dit is slecht voor paarden met insulineresistentie in het algemeen en voor EMS-ers in het bijzonder. Ze worden er alleen maar vetter van.

Voedsel met veel suikers en granen laten de hoeveelheid adiponectine in het bloed dalen. Op pagina 43 heb je gelezen dat dit hormoon belangrijk is voor het optimaal houden van de bloedsuikerspiegel. Een daling is dus niet goed.

Een op vezelrijk ruwvoer (het liefst hooi) gebaseerd dieet met een hoog drogestofgehalte en minder dan 10% ethanoloplosbare koolhydraten (zie kadertekst 'Suikersoorten' op de volgende pagina) en zetmeel samen in de droge stof, is ideaal voor paarden met overgewicht om de darmen te vullen en energie te leveren in de vorm van vluchtige vetzuren. Voor paarden met ernstige insulineresistentie is 8% zelfs aan te raden als bovengrens. Het liefst zien we het percentage zetmeel niet boven de 4% komen.

SUIKERSOORTEN

We hebben het over suikers in het voedsel van het paard, maar eigenlijk zouden we ze koolhydraten moeten noemen. Dat is een bredere term. Er zijn namelijk koolhydraten die geen suiker zijn, zoals fructaan, zetmeel en voedingsvezels.

We kunnen koolhydraten indelen in:
- Enkel- en tweevoudige koolhydraten, zoals glucose, fructose en sucrose. Deze worden ook 'snelle suikers' genoemd.
- Fructaan
- Samengestelde koolhydraten, zoals zetmeel en voedingsvezels

Als je je hooi laat analyseren en etiketten op paardenvoer leest, kun je ook deze afkortingen van de verschillende soorten koolhydraten tegenkomen. Tussen haakjes staan de Engelstalige afkortingen die ook gebruikt worden.

- EOK: Ethanoloplosbare Koolhydraten = enkel- en tweevoudige koolhydraten (ESC)
- WOK: Wateroplosbare Koolhydraten = EOK + fructaan (WSC)
- NSK: Niet-Structurele Koolhydraten = WOK + zetmeel (NSC)
- SK: Structurele Koolhydraten = voedingsvezels (SC)

FRUCTAAN

Als er meer suiker voorradig is dan nodig voor de groei, slaan de grassen die in onze weilanden groeien het op in de vorm van fructaan (een bepaald soort samengesteld koolhydraat), voor gebruik in betere tijden wat betreft groeiomstandigheden.

Er werd lang gedacht dat de meeste paarden hoefbevangen raakten van het binnenkrijgen van te veel fructaan. Fructaan heeft wel invloed op het ontstaan of verergeren van hoefbevangenheid, maar alleen bij SIRS-gerelateerde hoefbevangenheid. Deze vorm van hoefbevangenheid zien we maar bij ongeveer 10% van alle gevallen en zelfs dan kan het nog door allerlei andere dingen veroorzaakt worden. Bovendien kan een paard al grazend nooit zo veel fructaan binnenkrijgen dat het op zichzelf hoefbevangen kan veroorzaken.

In het geval van PPID heeft het paard endocrinopathische hoefbevangenheid. Fructaan speelt bij deze vorm geen enkele rol. Het zijn de suikers en de hormonale reactie hierop die de ellende veroorzaken.

Toch is het niet helemaal overbodig om aan de hand van een app of fructaanindex op internet de fructaanwaarschuwingen in de gaten te houden. Het nut van dit soort waarschuwingssystemen ligt er vooral in dat het een beeld geeft van hoeveel suiker er kortgeleden in de plant zat. Hoge fructaangehaltes zijn namelijk niet mogelijk zonder dat er een suikeroverschot aan vooraf is gegaan. Goede kans dat dit zich op korte termijn herhaalt en je PPID-paard met endocrinopathische hoefbevangenheid in gevaar kan brengen. Verder sluiten de drie verschillende vormen van hoefbevangenheid (zie pag. 50) elkaar natuurlijk niet uit. Je wilt niet dat er een mogelijke oorzaak voor hoefbevangenheid bijkomt. Alles wat je kunt doen om hoefbevangenheid te voorkomen heeft zin.

Voor ernstig insulineresistente paarden, paarden die alsmaar hoefbevangen raken en voor paarden die flink moeten afvallen, is weidegang echt uitgesloten. Gras is voor hen nog een stuk gevaarlijker dan andere soorten ruwvoer. Je kunt niet bepalen hoeveel suikers en energie ze binnenkrijgen. De hoeveelheid snelle suikers in gras kan namelijk enorm wisselen gedurende de dag en door het jaar heen. Een paddock-paradise (zie kadertekst op pag. 150) of een droge paddock en een door een voedingsdeskundige op maat gemaakt voedingsadvies, is voor deze paarden de aangewezen weg.

HOOI

Moet je paard afvallen, dan is het belangrijk dat je paard 20-30% minder calorieën binnen krijgt dan hij nodig heeft om een zogeheten negatieve energiebalans te creëren. Hoeveel hooi hij dan mag hebben, hangt sterk af van de energiewaarde (calorieën) van het hooi dat je hebt. Als je een hooianalyse hebt, kan een voedingsdeskundige precies voor je uitrekenen hoeveel hooi hij per 24 uur mag hebben.

Met rijk hooi is het een onmogelijke opgave om je paard te laten afvallen zonder dat hij te weinig vezels binnen krijgt. Je hebt dus echt arm hooi nodig. Dan nog is het passen en meten om ervoor te zorgen dat de hoeveelheid calorieën laag genoeg is en hij toch voldoende vezels binnen krijgt. Wat in ieder geval nooit aan te raden is, is om je paard op een crash-dieet te zetten. Hierdoor gaat de stofwisseling 'op slot' en wordt insulineresistentie verergerd.

STRO

Wanneer je hooi wat te rijk is, kun je het weken (zie kadertekst op de volgende pagina) of mengen met haver- of gerstestro (maximaal 50–50) [150]. Bij de vertering van grote hoeveelheden stro worden ammoniakverbindingen gevormd die de lever te zwaar kunnen belasten. Ga daarom niet over de grens van half stro, half hooi.

Stro mengen met geweekt hooi is ook een optie. Doe dit alleen als het gebit van je paard nog in staat is om goed te kauwen. Controleer de vezels die je de mest vindt. Als die langer zijn dan 2,5 cm, moet je de tandarts vragen om het gebit te beoordelen en zo nodig bij te werken. Tarwestro bevat te veel van de voedingsvezel lignine. Met name voor paarden met slechte tanden is dit niet goed te kauwen.

Stro bevat te weinig eiwit. Als het hooi waarmee je mengt luzernehooi is, dan breng je het eiwitgehalte weer aardig in balans. Suppletie is vaak nodig bij een afslankdieet. Juist doordat de hoeveelheid hooi verminderd wordt en er gekozen wordt voor arm hooi, komen

HOOI WEKEN

Heb je geen arm hooi, dan kun je je hooi weken en spoelen. Met 15 minuten spoelen krijg je al een aanzienlijk deel van de snelle suikers en fructaan (de wateroplosbare koolhydraten/WOK) uit het hooi [69]. Spoelen in meer of vers water zorgt voor nog meer uitspoeling. Warm water spoelt nog eens twee keer sneller dan koud water.

Voor paarden met EMS die snel hoefbevangen raken, kan het nodig zijn echt lang te weken; tot wel 16 uur. Helaas geeft zelfs dat geen garantie. Volgens een onderzoek uit 2011 kan afhankelijk van de hooisoort het gehalte WOK dan nog steeds te hoog zijn [91].

Jammer genoeg verwijdert weken ook belangrijke wateroplosbare mineralen en vitaminen. Je moet daarom altijd een breedspectrum supplement (balancer) geven aan paarden die geweekt hooi krijgen.

Je kunt weken in een grote teil of een kruiwagen. Daarna spoel je het en laat je het goed uitlekken. Ten overvloede: het restwater moet je niet aan het paard te drinken geven. Daar zitten de suikers nu in.

Week niet meer hooi dan het paard in een dag op kan. Nat hooi kan gaan schimmelen.

Je paard zal in het begin niet enthousiast zijn, maar na een tijdje zal hij er toch aan beginnen. Als hij het echt niet eet, kun je het mengen met een beetje droog hooi. Dat bouw je dan langzaam af.

Zolang je niet weet hoeveel koolhydraten er in het hooi zitten, kun je beter het zekere voor het onzekere nemen en ook in de winter het hooi weken. Het kan geoogst zijn op een moment dat het gras vol suikers zat. Die zitten nu in het hooi.

Voordroog mag niet geweekt worden. Er kan een tweede vergistingsproces beginnen. Hierdoor krijg je veel ongewenste bacteriën.

er meer tekorten in zijn rantsoen dan wanneer hij meer en rijker hooi zou mogen eten. Overleg dit met een voedingsdeskundige.

De manier van aanbieden van het voer kan soms ook beter. Met een slowfeeder is de snelheid waarmee het hooi gegeten wordt, omlaag te brengen. Dit is beter voor de spijsvertering van het paard.

Sommige mensen geven oud hooi in de veronderstelling dat hier minder suikers in zitten. Dit is niet zo. Oud hooi bevat alleen minder vitaminen en meer stof.

GRASZAADHOOI

Graszaadhooi is een bijproduct van de teelt van gras voor het zaad. Het grootste deel van de NSK zit in het zaad dat naar de zaadhandel gaat.

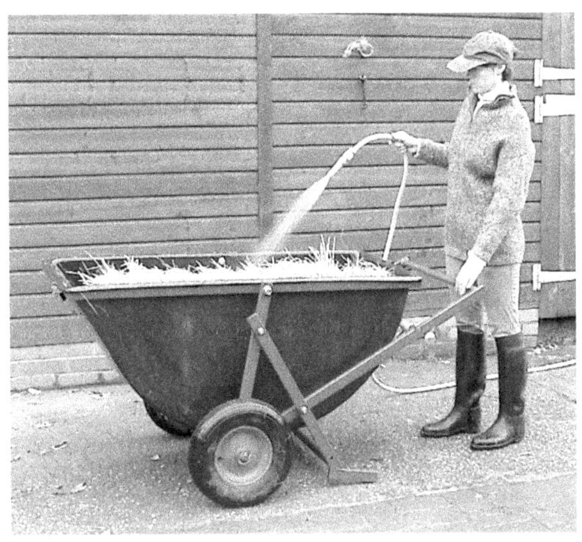

Hooi weken
(foto: Classic Equine Equipment)

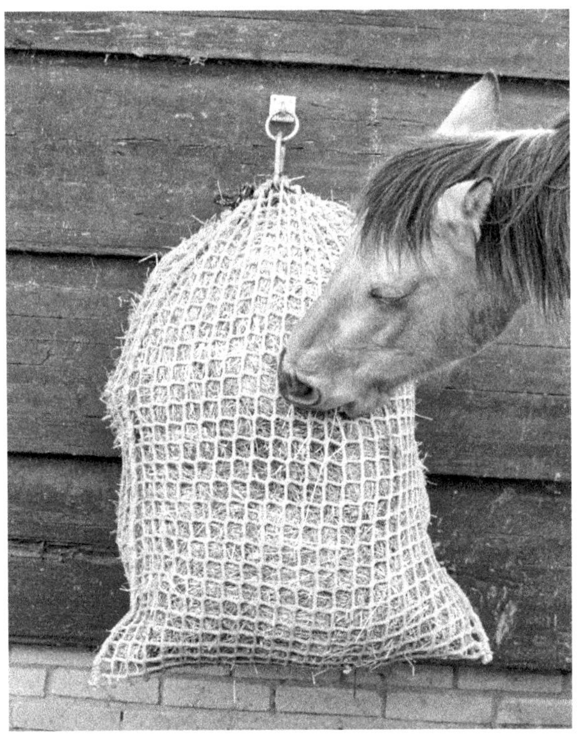

Slowfeeder hooinet
(foto: Marsha Brouwer/PaardFerlijk)

De stengels bestaan voornamelijk uit voedingsvezels (strucurele koolhydraten) en worden, gedroogd tot hooi, als energie-arm ruwvoer ingezet voor hoefbevangen paarden of paarden die gewicht moeten verliezen. Je zou het kunnen zien als stro van een grassoort i.p.v. ccn graansoort.

Graszaadhooi is erg arm en bevat minder vitaminen, mineralen, sporenelementen en eiwitten dan rijker hooi.

GEHAKSELD RUWVOER

Ruwvoer wordt ook gehakseld verkocht. Soms als een enkele soort, bijvoorbeeld gehakseld luzernehooi, soms als een mengsel van verschillende soorten ruwvoer. Meestal bevat het hooi, luzerne en stro.

GRASBROK

Grasbrok, al dan niet geweekt, wordt snel gegeten. Een te dik paard krijgt hierdoor te veel suikers binnen.

GEWICHTSVERLIES

Gewoonlijk gaat het gewichtsverlies in het begin vrij goed. Na drie tot vier maanden neemt het dan af, doordat de stofwisseling zich aanpast aan het dieet [255].

Zorg dat het gewichtsverlies geleidelijk en niet te snel gaat. Bij te snel gewichtsverlies is er – vooral bij Shetlandpony's, Welshpony's, Haflingers, fjorden en ezels – kans op bloedvervetting (hyperlipidemie).

Er bestaat ook een kans op een verhoogde insulinerespons als het afvallen te snel gaat. Een gewichtsverlies van 1% van het streefgewicht of 0,5% van het huidige lichaamsgewicht per week, afhankelijk van welk getal het laagst is, is verantwoord.

Houd het gewichtsverlies zorgvuldig in de gaten, om ervoor te zorgen dat de doelstelling (het streefgewicht en de snelheid waarmee dit bereikt wordt) wordt gehaald, maar niet overschreden.

Hooi wegen vs. calorieën tellen

Er zijn aanzienlijke individuele verschillen in gewichtsverlies bij paarden die op dieet worden gezet. Sommige paarden vallen snel af, terwijl het bij andere, die op dezelfde manier gevoed worden, heel moeizaam gaat.

Helaas is dit verschil ook voor een groot deel te verklaren door het feit dat de meeste adviezen alleen zeggen hoevéél hooi je moet geven. De hoeveelheid calorieën het paard binnen krijgt blijft onbekend. Een paar bladzijden terug heb je gelezen dat een voedingsdeskundige, op basis van een hooianalyse, precies voor je kan uitrekenen hoeveel hooi je paard mag hebben.

Insulineresistentie

Een direct oorzakelijk verband tussen EMS en PPID is nog niet wetenschappelijk aangetoond, maar omdat er wel steeds meer in die richting gedacht wordt, zou je hier kunnen zeggen: 'baat het niet, dan schaadt het niet'. Bovendien is er wel een verband tussen cortisoldysregulatie en insulineresistentie (IR) [135]. Een anti-IR-dieet is daarom voor alle paarden gezonder.

Omdat insulineresistentie direct gelinkt is aan hoefbevangenheid, is het eveneens goed om de voeding aan te passen. Zo kun je voorkomen dat de IR erger wordt of zich ontwikkelt, mocht je paard het nog niet hebben. Vergeet niet dat de chronische of steeds terugkerende ernstige pijn van hoefbevangenheid de meest voorkomende redenen is om te kiezen voor euthanasie.

De herfst is een lastige periode voor paarden met PPID. De hoeveelheid EOK is hoog in najaarsgras, paarden eten meer in aanloop naar de winter, er is een sterkere insulinerespons en er is de seizoensgebonden stijging van de melanocortines. Opletten dus.

Sommige brokken die speciaal voor oude paarden verkocht worden, bevatten meer dan 30% suikers en zetmeel. Geen goed voer in het algemeen en al helemaal niet voor de te dikke PPID-er met IR. Nogmaals: bestudeer het etiket.

Supplementen

Omega-3-vetzuren (verkregen uit micro-algen) kunnen volgens een onderzoek uit 2019 een gunstig effect hebben op het insulinemetabolisme en op de hoeveelheid triglyceriden in het bloed en ze kunnen ontstekingsverlagend werken [84]. Een ander onderzoek toonde aan dat paarden die voedsel kregen dat verrijkt was met gedroogde micro-algen gewicht verloren en dat hun insuline-gevoeligheid verbeterde [238].

Suppletie met prebiotische vezels zou de insulinegevoeligheid van obese paarden in enige mate kunnen verbe-teren [55]. Bietenpulp bevat veel pectine. Dit is zo'n prebiotische vezel.

Zoals zo vaak, zul je voor dit soort sup-plementen zowel onderzoeken vinden die de werkzaamheid aantonen, als onderzoeken die de positieve effecten niet kunnen bevestigen. Omdat ze in het algemeen veilig zijn om te geven en omdat er veel anekdotisch bewijs (tevreden gebruikers) voor bestaat, kun je het altijd proberen.

De dosering is bij het gebruik van prebiotica wel belangrijk. Feitelijk zijn het namelijk fructanen. Bij te grote hoeveelheden verstoren ze het micro-bioom van de dikke darm, wat negatief kan bijdragen aan het ontstaan van SIRS-gerelateerde hoefbevangenheid.

MAGNESIUM EN CHROOM

Het mineraal magnesium zou volgens een onderzoek uit 2016 de insulinegevoeligheid kunnen verhogen bij paarden met EMS die geen magnesiumtekort hadden [184]. De BCS, de CNS en het lichaamsgewicht namen bij de paarden in dit onderzoek overigens niet af. Een onderzoek uit 2011 kon dit effect niet aantonen [73]. Het verschil in uitkomst zou kunnen komen doordat bij de twee onderzoeken andere magnesiumverbin-dingen werden gebruikt, resp. magnesium-aspartaat en magnesiumoxide.

Een magnesiumtekort draagt bij aan een verminderd koolhydraatmetabolisme. Onderzoek uit 2020 vond dat bij paarden met EMS/insulinedysregulatie vaker een magnesiumtekort hebben dan paarden zonder deze stofwisselingsziekte [226].

Chroom zou volgens een onderzoek uit 2020 de insulinegevoeligheid bij gezonde (dus niet-insulineresistente) paarden kunen ver-hogen [23]. Nota bene: in Europa is chroom als supplement voor paarden niet toegestaan.

BODEM, PLANTEN EN MICROBIOOM

Eerder hadden we het al over gezonde, natuurlijke en gevarieerde voeding die voorziet in de benodigde voedingsstof-fen. Dat begint eigenlijk al met een gezonde bodem, die zorgt voor een rijke variatie aan planten die voorzien in allerlei belangrijke voedingsstoffen. Deze dragen bij aan een gezond en evenwichtig microbioom in de darmen (darmflora).

Laten we eerst naar de bodem kijken. In en op een gezonde bodem leven veel verschillende micro-organismen, insecten, wormen en allerlei ander leven. De bodem is niet te droog of te nat, is goed doorwortelbaar en zit vol voedingsstoffen. Een gezonde bodem is vrij van pesticiden en kunstmest.

Er groeien veel verschillende planten die het paard belangrijke voedingsstoffen geven zoals vitaminen, mineralen, sporenelementen en zogenoemde polyfenolen. Polyfenolen zijn stoffen die een belangrijke rol spelen in het immuunsysteem en bij herstel van ziektes. Sommige polyfenolen, zoals resveratrol, hebben een antioxidantwerking.

De soortenrijkdom aan planten verhoogt bovendien de hoeveelheid organisch materiaal dat voor de bodem beschikbaar komt. Dit verlaagt de noodzaak om te bemesten.

Heb je zo'n gezond weiland niet, dan kun je je paard 'mee uit eten nemen' in bermen, waar tegenwoordig steeds vaker een gevarieerd plantenaanbod te vinden is. Je kunt ook planten plukken en aan je paard geven. Makkelijk te vinden en goed voor je paard, zijn brandnetel, distel, duizendblad, fluitenkruid, kleefkruid, paardenbloem en weegbree.

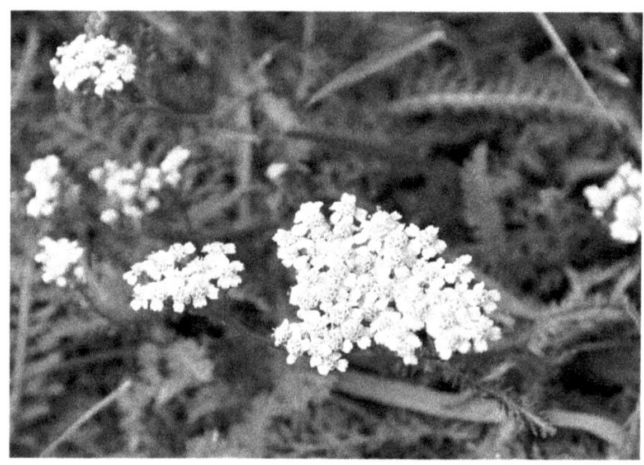

Duizendblad
(foto: Robert Dlesk)

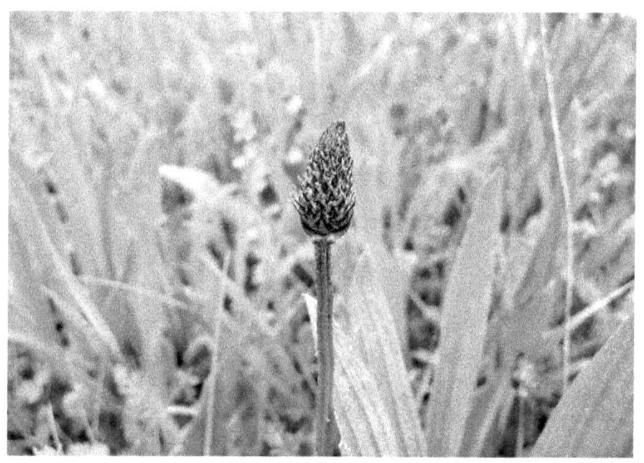

Weegbree
(foto: Pavel Šinkyrík)

MICROBIOOM

Met 60% maakt de dikke darm het grootste deel uit van het spijsverteringsgestel van het paard. Er worden o.a. belangrijke vitaminen geproduceerd. De dikke darm is ook de belangrijkste energiefabriek in het paardenlijf. Deze processen moeten uiteraard niet verstoord raken.

Verstoringen in het microbioom van de darmen worden ook in verband gebracht met een verminderde immuniteit, ontstekingen en hoefbevangenheid. Allemaal zaken die je bij elk paard – en zeker bij een paard met PPID – tegen elke prijs wilt voorkomen.

Factoren die het gevoelige microbioom uit evenwicht kunnen brengen, zijn suiker- en zetmeelrijke diëten met weinig vezels (gras vol suiker, granen, biks), voeren in maaltijden, overmatige inspanning, ziektes (met name koliek), chronische wormbesmetting, medicijnen (waaronder antibiotica), wormenkuren en achtergebleven meststoffen en pesticiden op voedsel.

Verderop in dit hoofdstuk lees je over het belang van intelligent ontwormen. Stop bij een PPID-paard niet met ontwormen omwille van zijn darmgezondheid, maar ontworm met beleid.

Sommige mensen geven probiotica (gunstige bacteriën) om de bacteriehuishouding in de darmen te verbeteren. Veel toegepast worden mannan-oligosachariden, biergist en melkzuurbacillen. Wetenschappelijk bewijs dat probiotica effectief zijn, is op dit moment nog mager te noemen [138].

BEHANDELING VAN KLINISCHE VERSCHIJNSELEN EN COMPLICATIES

Op pagina 27 en verder, heb je gelezen welke klinische verschijnselen het PPID-paard allemaal belagen. Een aantal daarvan zul je moeten behandelen of verzorgen.

VACHTVERZORGING, HYPER- EN HYPOHIDROSE

Om zowel hypertrichose als het effect hiervan op hyperhidrose aan te pakken, scheren veel mensen hun PPID-er. Met name in de zomermaanden of als de vacht zo lang wordt dat deze begint te vervilten, kan dit hard nodig zijn.

Scheren kan ook helpen om de huid gezond te houden en om huidproblemen zoals regenschurft vroegtijdig op te sporen en te behandelen. Regelmatig poetsen helpt ook om huidproblemen en wondjes bijtijds op te sporen.

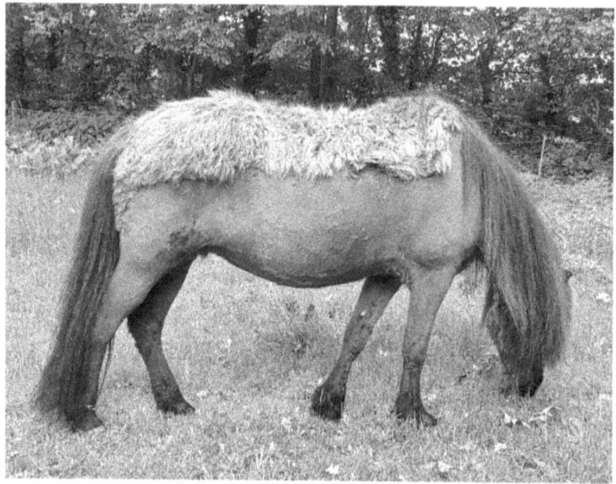

Pony met hypertrichose,
na een scheerbeurt
(foto: Jacqueline Verhagen)

Hoewel gezonde paarden bijna altijd zonder deken door het leven kunnen gaan, is het voor een geschoren PPID-paard in de herfst en winter soms handig of zelfs noodzakelijk een deken te gebruiken om hem warm en droog te houden. Soms is een regendeken of een 100-gramsdeken al voldoende. Let wel op dat hij het weer niet te warm krijgt. Dit betekent dat je misschien meerdere keren per dag de deken op- en af moet doen. Bij paarden met ernstige hypertrichose kan de vacht razendsnel weer aangroeien. Ook hier dus opletten dat je hem niet onnodig met een deken laat rondlopen.

Los van PPID zijn paarden naarmate ze ouder worden minder goed in staat hun lichaamstemperatuur te reguleren. Hierdoor kunnen ze in de winter slechter tegen de kou; in de zomer hebben ze vaker last van warm weer. In de zomer is het belangrijk dat paarden met hypertrichose of hypohidrose altijd in de schaduw kunnen staan.

GEBITSVERZORGING

Het grootste deel van de PPID-paarden is al wat ouder en ouderdom komt met gebreken. Gebitsgebreken in dit geval zoals parodontitis, tandverlies en afwijkingen in de slijtage (o.a. haken). Bij oude paarden is gebitsverzorging belangrijker dan bij jongere paarden. In het geval van PPID wordt dit belang alleen maar groter.

PARODONTITIS
Een categorie ontstekingsaandoeningen die het steunweefsel van de tanden aantasten.

Hoewel met name paarden met PPID en EMS vaak overgewicht hebben, is dit zeker niet voor alle PPID-ers het geval. Met name oudere PPID-paarden zijn vaak juist te mager. Niet regelmatig goed onderhouden tanden kunnen het nog moeilijker maken om deze paarden op gewicht te houden.

Bij gezonde, jonge paarden sluiten de kiezen meestal mooi op elkaar aan. Een rij kiezen is als het ware een functionele eenheid. Bij oude paarden zien we vaker te veel ruimte tussen een of meerdere kiezen. Deze ruimtes heten diastema's. Er blijft makkelijk voedsel tussen hangen, wat weer voor allerlei problemen kan zorgen. Denk aan propvorming en tandvleesontstekingen. Ook tussen de voortanden kunnen zich diastema's ontwikkelen. Door de verhoogde vatbaarheid voor ontstekingen ligt bijvoorbeeld tandvleesontsteking direct op de loer. Vraag je paardentandarts wat hij kan doen aan dit probleem.

Op pagina 39 heb je over EOTRH gelezen. Bij paarden die hiermee te kampen hebben, is regelmatige controle en verzorging van het gebit door een paardentandarts erg belangrijk. In sommige gevallen zullen er ook tanden getrokken moeten worden.

Het beste regel je met je paardentandarts een vast bezoekschema dat afgestemd is op de behoeften van een paard met PPID. Tweemaal per jaar is het minimum.

INFECTIES, ONTSTEKINGEN EN WONDVERZORGING

Paarden met PPID hebben vaak een verstoord afweersysteem. De kans op infecties is hierdoor groter bij hen. Wonden, infecties en ontstekingen moet je snel en krachtig (laten) behandelen, eventueel met antibiotica.

Wees scherp op het ontstaan van wonden, infecties en ontstekingen. Zo gaat een bijholteontsteking (sinusitis) gepaard met een vieze geur en een gelige afscheiding uit de neus. Dekens kunnen gaan schuren en wondjes veroorzaken, net als hoefschoenen die langdurig gedragen worden. Zwakkere paarden worden soms door kuddegenoten hardhandig op hun plaats gezet. Bijt- en trapwonden zijn niet zeldzaam.

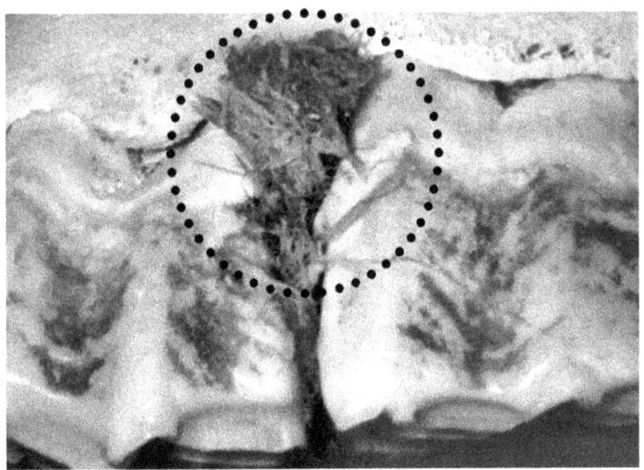

Propvorming tussen de tanden
(foto: Cedric Coucke)

Een vliegenmasker, vliegenlamp of een andere vorm van vliegenbestrijding tijdens de zomermaanden, kan het risico op oogvliesontsteking helpen verkleinen.

Haal bij twijfel over de ernst altijd een dierenarts bij je paard. Hoe eerder je erbij bent, hoe beter. Bij een PPID-paard kan een simpele ontsteking snel uit de hand lopen.

Smegma

Ophoping van smegma geeft viezigheid in de peniskoker en aan de binnenkant van de achterbenen. Reinig beide lichaamsdelen regelmatig met lauw water en een spons. Verwijder ook de bonen (zie pag. 38). Het paard moet zijn penis al naar buiten hebben hangen of je moet hem voorzichtig naar buiten trekken. Doe voor het schoonmaken van de koker wel wegwerphandschoenen aan. Het opgehoopte smegma stinkt behoorlijk.

Niet alle ruinen en hengsten vinden het goed als je hun edele delen aanraakt. Met training kunnen de meeste het wel leren. Werk eventueel samen met iemand anders die een voorbeen optilt, terwijl jij de boel schoonmaakt. Zo kan je paard je moeilijker met zijn achterbeen slaan.

Sommige paarden moeten een lichte sedatie hebben voordat je iets kunt doen. Mocht je paard net gesedeerd worden voor gebitsonderhoud, dan kun je gelijk de grote schoonmaak uitvoeren.

Ontwormen

Paarden met PPID zijn gevoeliger voor wormbesmettingen. Wormdrijvende middelen hebben bij hen een kortdurender effect dan bij hun gezonde kuddegenoten [132]. Dit wordt toegeschreven aan de verminderde weerstand die samengaat met PPID.

Laat regelmatig mestonderzoek uitvoeren om de soort en hoeveelheid parasieten te bepalen. Een bloedtest om lintworm op te sporen is ook aan te raden. Ontworm zorgvuldig, volgens een schema en met de juiste ontwormingsmiddelen. Overleg met je dierenarts hoe je dit het beste kunt aanpakken.

Vaccinaties

Zorg dat de vaccinaties in orde zijn. PPID-paarden zijn weliswaar vatbaarder voor infecties, maar ze hebben nog steeds een goede immuunrespons op vaccinatie. Alleen voor vaccins tegen rhino (rhinopneumonie/EHV) en het westnijlvirus zou dit in mindere mate het geval kunnen zijn [56].

HOEFBEVANGENHEID

Als je paard hoefbevangen is, haal je hem direct van het weiland af. Zet hem in de paddock of rijbak en zorg dat hij daar comfortabel en droog kan liggen. Een dikke laag stro of zaagsel zal hij zeker op prijs stellen.

Zorg voor schoon drinkwater. Geef grofstengelig hooi, het liefst geweekt in warm water (zie kadertekst op pag. 128). Geef geen voedsel dat veel suiker of zetmeel bevat; ook geen handje graan of een half appeltje. Zorg voor een liksteen. Geef eventueel dagelijks twee eetlepels jodiumzout.

Geef magnesium om de insulinegevoeligheid te verhogen [184]. Als later blijkt dat je paard niet insulineresistent is, dan is het geven van magnesium niet slecht voor het paard, tenzij hij nierproblemen heeft.

Bel als eerste de dierenarts en vertel hem dat je paard bevangen is en PPID heeft. Bel dan je hoefverzorger om de hoeven goed te laten bekappen en zo nodig eerst de ijzers eronder vandaan te halen.

Overleg met je hoefverzorger over hoefschoenen. Er bestaan therapeutische hoefschoenen die speciaal voor hoefbevangen paarden gemaakt zijn. Verderop gaan we het nog over hoefschoenen hebben. Heb je geen hoefschoenen, dan kun je ter overbrugging noodzooltjes maken. In de kadertekst staat een simpele handleiding. Je hoefverzorger wil dit ongetwijfeld ook voor je doen, als je zelf niet zo handig bent.

Afhankelijk van hoe erg je paard eraan toe is, kan het zijn dat de dierenarts je paard in de kliniek wil behandelen. Paarden die zo zwaar hoefbevangen zijn dat ze niet lang kunnen staan of zelfs helemaal niet meer overeind komen, zijn beter af in de kliniek dan thuis.

NOODZOOLTJES

Uit een kniematje voor de tuin kun je snel gemakkelijk noodzooltjes maken om de pijnlijke hoeven van je paard tijdelijk te beschermen:

- Zorg dat de hoef schoon, droog en liefst goed bekapt is.
- Zet de hoef op een kniematje van twee centimeter dik.
- Met een stift teken je de omtrek van de hoef op het matje.
- Snij of knip het uit.
- Til de hoef op en druk het zooltje tegen de onderkant van de hoef. Gebruik duct-tape om het vast te plakken. Eerst een strook onderlangs, dus van de zijkant van de hoef onder het noodzooltje langs naar de andere zijkant van de hoef.
- Leg een verbandgaasje tegen de hoefballen om deze te beschermen tegen de lijm van de duct-tape. Nu omwikkel je de hoef en het zooltje met tape.

Dit is vooral zo als er ernstige complicaties zijn, zoals een zoolperforatie of ontschoening (het loslaten van de hele hoefcapsule). Een paard met zulke problemen heeft meer zorg en toezicht op het genezingsproces nodig dan dat je buiten een kliniek kunt bieden.

Stalrust is bijna nooit een oplossing. Je paard kan op stal niet voldoende bewegen. Hierdoor worden de hoeven niet goed doorbloed. Dan komt er nog de stress bij met zijn ongewenste hormonale effecten (stijging van o.a. ACTH en cortisol). Met name voor paarden die normaal gesproken altijd buiten lopen kan opstalling voor stress zorgen.

Zorg dat je paard voorzichtig en naar behoefte kan bewegen. Maar doe dit niet als hij er zo erg aan toe is dat elke beweging hem pijn doet. Overleg met je dierenarts over hoe jullie pijnstilling kunnen inzetten.

Heb je geen paddock of rijbak tot je beschikking om je paard in te zetten, dan is soms met schriklint op het erf een tijdelijke oplossing te maken. Misschien kun je een paar stallen samentrekken tot een loopstal.

Natuurlijk zijn er ook situaties waarin stalrust belangrijker is voor herstel dan beweging. Denk aan ernstige complicaties, zoals een zoolperforatie. Bespreek met je dierenarts hoe deze stalrust dan tot een minimum beperkt kan worden.

HOEFZORG BIJ HOEFBEVANGENHEID

Hoewel hoefbevangenheid vermoedelijk geen direct klinisch verschijnsel van PPID is, maar een gevolg van EMS/insulinedysregulatie, beschouwen we het in dit boek toch wel als zodanig. Als we uitgaan van de positiefste statistieken, heeft één op de drie PPID-paarden ook EMS/ID en daarmee dus een grote kans op endocrinopathische hoefbevangenheid.

In de beginfase is deze vorm van hoefbevangenheid minder pijnlijk dan de twee andere (SIRS-gerelateerd en traumatisch), maar als je niets doet, zal ook endocrinopathische hoefbevangenheid uiteindelijk enorm pijnlijk worden en grote schade aan de hoeven toebrengen. Regelmatige en vakkundige hoefzorg zijn essentieel voor een hoefbevangen PPID-paard. Hoefzorg omvat bekappen, hoefbescherming en behandeling van de complicaties van hoefbevangenheid.

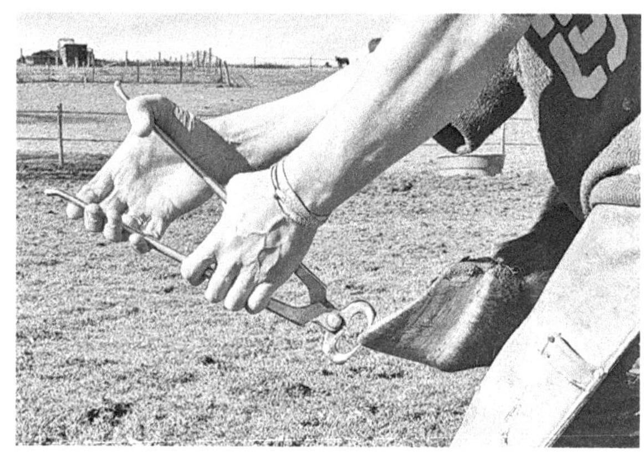

BEKAPPEN

Het bekappen van een bevangen hoef is niet heel anders dan het bekappen van een gezonde hoef. Een moderne hoefverzorger richt zich in beide gevallen op het balanceren van de hoef, het verbeteren van de vorm en het optimaliseren van de krachtverdeling. Dit zorgt in het geval van hoefbevangenheid voor een vermindering van pijn, een beter hoefmechanisme en daarmee tot sneller herstel. Simpel gezegd is het doel van bekappen: een gezonde hoefcapsule, goed verbonden om de interne voet heen, laten groeien. Je moet de hoefcapsule zien als de schoen van de interne voet. Hoe beter deze schoen past, hoe beter je paard loopt en hoe sneller hij geneest.

Blader eventueel nog even terug naar pagina 47 om je kennis van de anatomie van de paardenhoef weer op te frissen.

Omdat de achterkant van de hoef in het algemeen buiten schot blijft bij hoefbevangenheid, willen we dat het paard daar zijn gewicht draagt. Dit geeft een goede schokdemping, een goede doorbloeding en het zorgt voor het netjes afwikkelen van de hoef. Een tweede en erg belangrijk doel bij het bekappen, is de druk van de beschadigde lamellenverbinding af te halen, zodat deze weer gezond kan aangroeien. Druk van het hoefbeen van binnenuit op de zool willen we ook niet hebben. Voor deze laatste twee punten is het nodig dat het hoefbeen parallel met de grond komt te staan, zodra het paard zijn hoef in beweging belast.

Nu laat een volledige bekapping zich vanzelfsprekend niet even op papier uitleggen, maar globaal komt het hierop neer:

- De hielen worden laag gehouden, zo snel mogelijk op dezelfde lijn als het breedste deel van de straal geplaatst en eventueel een klein beetje afgeschuind. Je hoefverzorger probeert zo het landen op de hiel te bevorderen. Ook zal het hoefbeen op deze manier, bij belasting, parallel met de ondergrond komen.
- De druk in de kwartieren (zijkanten) van de hoef wordt weggenomen om de gezondheid van het hoefkraakbeen te verbeteren.
- De hoefwand wordt in het teengedeelte kortgeknipt en afgerond. Zo blijft deze daar vrij van de grond, waardoor de beschadigde lamellenverbinding zo min mogelijk belast wordt. Zo nodig wordt de lamellenwig (zie kadertekst 'Hoefbevangenheid herkennen' op pag. 69) gedeeltelijk weggeraspt.
- Flares worden om dezelfde reden verwijderd.
- De zool wordt met rust gelaten om nog zoveel mogelijk bescherming aan het hoefbeen te geven.

- De steunsels worden ingekort om druk op gevoelige weefsels in de hoef te verminderen.
- De straal houdt zijn functie als schokdemper en draagt grotendeels mee. Waar deze de straalgroeven afsluit, snijdt je hoefverzorger hem wel kort. Het vuil moet uit de groeven weg kunnen.
- Door bacteriën of schimmels aangetaste delen van de straal en de witte lijn worden schoongesneden en behandeld.

HOE VAAK

De voeten van een hoefbevangen paard moeten veel vaker bekapt worden dan die van een gezond paard. In het begin kan het nodig zijn dat je hoefverzorger elke drie weken langs komt. Later kan dat teruggebracht worden naar elke vijf weken. Het kan nodig zijn dat jij tussen zijn bezoeken in zelf een hoefrasp moet pakken om de hoeven bij te werken (zie kadertekst). Je hoefverzorger zal je heel precies uitleggen wat je wél en wat je vooral níet moet doen.

ZELF DE HOEVEN BIJHOUDEN

Het bekappen van een bevangen hoef vraagt om ervaring, inzicht, kennis en kunde die maar weinig paardeneigenaren kunnen hebben. Dit komt doordat het meestal de eerste keer is dat zij te maken krijgen met zo'n hoef. Je laat dit daarom over aan een professionele hoefverzorger; ook als je de hoeven van je andere paarden zelf bekapt. In goed overleg met je hoefverzorger kun je, tussen zijn bezoeken in, toch nuttig werk verrichten. Hij kan je uitleggen hoe je het teengedeelte van de hoef kort kunt houden, zodat dit de grond niet gaat raken. Zo komt er geen druk op de beschadigde lamellenverbinding, waardoor de genezing sneller verloopt. Hetzelfde geldt voor flares.

Complicaties zoals straalinfectie of witte lijn-ziekte moeten dagelijks behandeld worden. Dat kun jij mooi doen, nadat je hoefverzorger het aangetaste weefsel heeft schoongesneden en de behandeling heeft ingezet. Hij vertelt je welke middelen je het beste kunt gebruiken.

Ga nooit op eigen houtje zitten snijden of raspen in een bevangen hoef. Voor je het weet breng je meer schade toe dan dat je goed doet. Vraag je hoefverzorger óf je iets kunt doen en vooral hóe je dat doet. Laat hem je werk ook beoordelen.

Er worden in Nederland en Vlaanderen cursussen gegeven die je de basisbeginselen van het bekappen bijbrengen. Het is een goed idee om zo'n cursus te volgen. Ten overvloede zeggen we er hier expliciet bij dat zo'n cursus je niet opleidt tot professioneel hoefverzorger. Het dient er alleen toe je nog beter uit te rusten voor de hoefzorg tussen twee bezoekjes van je hoefverzorger.

Zolang de vorm en de balans van de hoef niet hersteld zijn, zal de krachtinwerking op de zieke weefsels in de hoef het probleem in stand houden. Je hoefverzorger wil dit zo snel mogelijk verhelpen. Daarom stelt hij voor om zo vaak langs te komen.

Het middel mag niet erger zijn dan de kwaal. Het verlagen van hoge hielen bijvoorbeeld doet hij niet in één keer, maar in stapjes. Zo voorkomt hij dat er in één keer te veel spanning op de diepe buigpees komt te staan. Ook kan de hoef zó misvormd zijn dat de doorbloeding afgeknepen wordt. Bepaalde voor de hoefgroei belangrijke aminozuren komen hierdoor niet overal in de hoef even goed terecht. Hierdoor krijgt je paard kelkvormige hoeven met hoge hielen. Frequent bekappen met korte tussenpozen helpt om dit probleem op te lossen.

Het is prijzig om je hoefverzorger zo vaak te laten komen, maar goedkoop is duurkoop. Beknibbelen op de hoefverzorging gaat de genezing vertragen. Uiteindelijk kun je daardoor blijven zitten met dierenartsrekeningen die hoger zijn dan die van je hoefverzorger.

IS EEN HOEFVERZORGER IETS ANDERS DAN EEN HOEFSMID?

Hoefverzorger, bekapper, hoefsmid, natural balance smid en zelfs paardenpodoloog. Allemaal benamingen voor mensen die zich beroepsmatig bezighouden met de hoeven van paarden; allemaal collega's van elkaar ook.

Zodra iemand professioneel met een tang, een rasp en een hoefmes aan de voeten van een paard komt, is hij een hoefverzorger. Dit is dus de breedste term. Komt er hoefbeslag bij kijken, dan heb je te maken met een smid. Dat hoefbeslag kan van ijzer zijn of van kunststof en de smid kan met zijn beslag proberen blote voeten na te bootsen.

Hoefschoenen vallen onder de blootsvoetse benadering. Na gebruik kun je ze immers uitdoen en opbergen. Kunststof plakbeslag is een twijfelgevalletje.

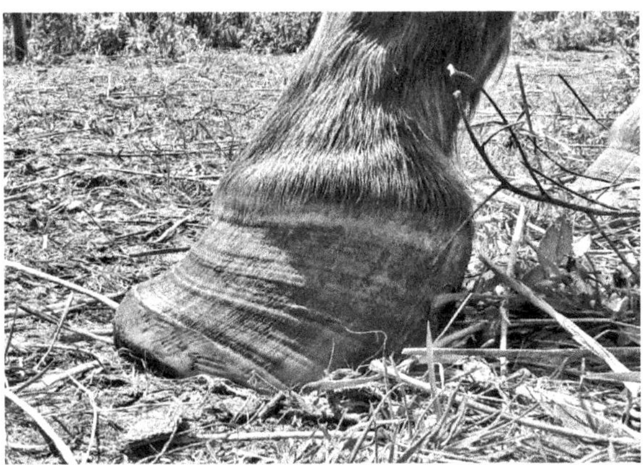

Kelkvormige hoef met hoge hielen

HOEFBESCHERMING

Hoefbescherming omvat het tijdelijk of langdurig aanbrengen van materialen of objecten aan of om de hoef om zo comfort te bieden, slijtage tegen te gaan, krachtverdeling te veranderen en, in het geval van hoefbevangenheid, genezing te bespoedigen of op zijn minst de voortgang van de aandoening een halt toe te roepen.

HOEFSCHOENEN

Het gebruik van hoefschoenen is een manier om de periode van genezing goed, snel en pijnvrij door te komen. Het is een hulpmiddel dat na verloop van tijd overbodig wordt. Heeft je hoefbevangen PPID-er pijnlijke voeten, dan zouden hoefschoenen eigenlijk direct in beeld moeten komen. Waarom zou je hem deze pijn laten lijden, terwijl het zo eenvoudig te verhelpen is?

Pijnvrij bewegen zorgt voor betere doorbloeding van alle weefsels in de hoef. Door goede beweging gaat vochtophoping (oedeem) in het zieke hoefweefsel sneller weg. Een ontstoken en overgevoelige zoollederhuid herstelt sneller met schoenen. Hoefabcessen komen minder vaak voor bij paarden die schoenen hebben. Laten we ook niet vergeten dat beweging voor verbranding van suikers en dus gewichtsverlies zorgt. Lichaamsbeweging verhoogt ook de gevoeligheid voor insuline [85].

In tegenstelling tot therapeutisch hoefbeslag met straalondersteuning (heartbar-ijzers), valt bij hoefschoenen de ondersteuning steeds even weg als de hoef vrijkomt van de grond. Ook dat is buitengewoon belangrijk voor de doorbloeding. De bloedcirculatie in het paardenbeen wordt namelijk gestimuleerd door afwisselende druk en drukverlichting in de hoef (het hoefmechanisme).

Met hoefschoenen kun je sneller weer leuke, actieve dingen met je paard doen. Sommige paarden komen door schoenen eindelijk uit het cirkeltje van steeds hoefbevangen zijn, genezen en weer bevangen raken. Het zal niet de eerste keer zijn dat een paard door hoefschoenen aan euthanasie ontkomt.

Het mooie van schoenen is dat ze na gebruik weer uitgedaan kunnen worden. Hierdoor zijn de hoeven regelmatig en met korte intervallen te bekappen. Dit is niet zo bij therapeutisch beslag, dat als het ware van de plaats des onheils af groeit. Hoe langer het geleden is dat de hoefsmid is geweest, hoe minder het door hem beoogde effect nog aanwezig is.

De hoefverzorger of hoefschoenpasser kan met allerlei inlegzooltjes zorgen voor optimale bescherming van en schokdemping voor de pijnlijke hoeven van je paard. Er kan in de zool van de schoen gesneden en geraspt worden om het afwikkelpunt perfect te plaatsen.

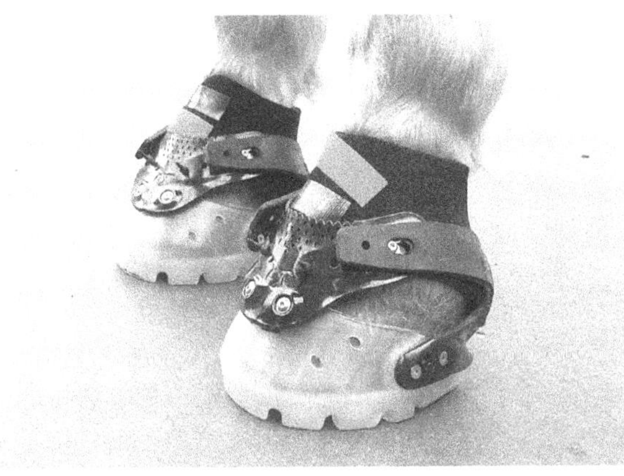

Hoefschoenen om mee te rijden
(foto: Mirjam van Hoorn)

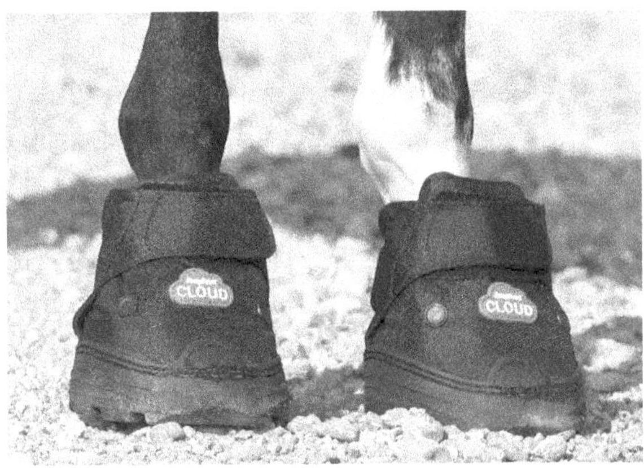

Therapeutische hoefschoen
(foto: Valley Vet Supply)

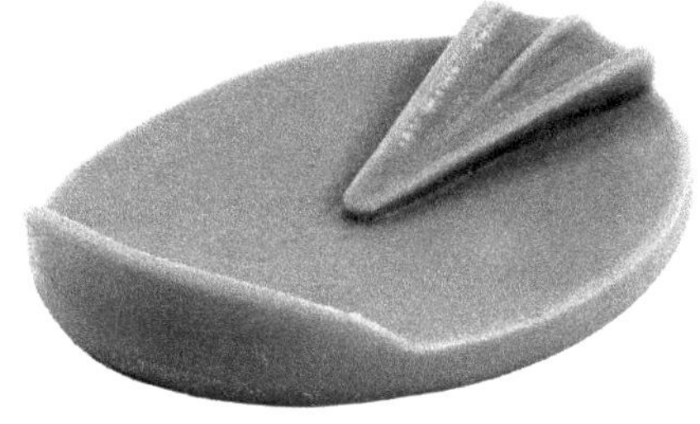

Inlegzooltje met straalondersteuning
(foto: Soft ride)

Met uitzondering van therapeutische modellen zijn hoefschoenen niet gemaakt om de klok rond gedragen te worden. Wil je dit toch proberen, kies dan voor lichtgewicht schoenen. Ze moeten perfect passen en zeker niet schuren. Water moet makkelijk weg kunnen lopen. Bescherm de kroonrand en hoefballen eventueel met zelfklevende bandage, sokken of een beetje vaseline.

Er bestaat tegenwoordig hoefbescherming die het midden houdt tussen hoefschoenen en plakbeslag. Het is als het ware een hoefschoen die geplakt wordt. Het nadeel is dat je de hoeven niet regelmatig kunt bekappen, het voordeel dat ze 24/7 bescherming bieden.

HOEFBESLAG

Vanuit de hoefsmederij wordt er in het geval van hoefbevangenheid gewerkt met therapeutisch hoefbeslag. Dit beslag richt zich vaak op symptoombestrijding. Het klopt wel dat sommig hoefbeslag een positief effect kan hebben op één anatomisch onderdeel van de hoef of op een biomechanische functie van een weefsel. Dit betekent alleen niet dat alle nadelen van beslag dan opeens niet meer bestaan. Er kleven namelijk veel nadelen aan het gebruik van hoefbeslag.

Nadelen

Het hoefmechanisme kan niet optimaal functioneren, terwijl dit zo belangrijk is bij de genezing van hoefbevangenheid. Een tweede groot probleem is dat alle kracht waarmee de hoeven op de grond komen, via het hoefijzer op de lamellenverbinding wordt overgebracht. Die is nou juist beschadigd en niet in staat om deze kracht op te vangen (in een gezonde hoef trouwens ook niet). Dit noemen we perifere belasting.

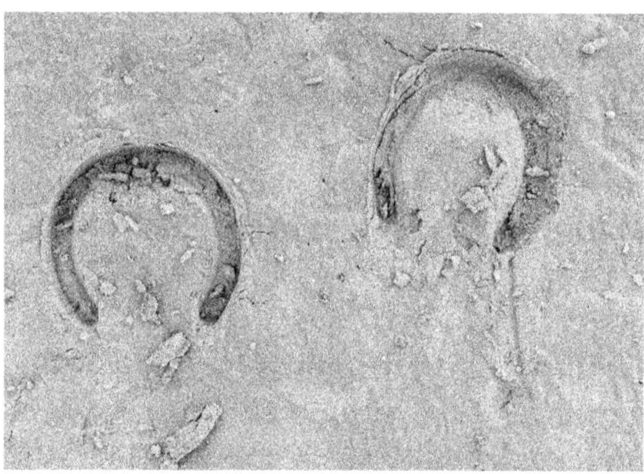

Perifere belasting door hoefbeslag

We zullen nu een greep doen uit de lijst met andere nadelen van hoefbeslag:
- De hoefwand is tussen twee beslagbeurten niet bij te raspen.
- Het hoefijzer wordt vastgenageld, -geschroefd of -geplakt aan de gedeeltelijk loszittende hoefwand. Deze is in het genezingsproces bezig om weer gezond aan te groeien.

De belasting door het hoefijzer frustreert de aangroei van het gezonde weefsel: de lamellenverbinding. Deze 'scheurt' los.
- De gevoeligheid van de zolen is een indicator van verbetering of verslechtering van de situatie. Doordat de zool van een beslagen hoef vrij van de grond blijft mis je deze informatie makkelijk. De zool kan bovendien niet voldoende uitharden, terwijl een stevige zool juist bescherming kan bieden aan het hoefbeen dat er van binnenuit tegenaan drukt.
- Dit geldt net zo voor de verminderde beweeglijkheid van de zool van een beslagen hoef. De kans op zoolkneuzingen en -abcessen wordt groter. Hierdoor wordt het paard nog gevoeliger dan het al is en kan minder goed de beweging nemen die het nodig heeft.
- Een heartbar-ijzer geeft doorlopend druk op het straalkussen. Dit heeft juist afwisselend druk en drukverlichting nodig om in goede gezondheid te blijven.
- Een ijzer met verhoogde takken of wiggen om de spanning van de diepe buigpees te verminderen, verhoogt de druk op de punt van het hoefbeen. De beschadigde lamellenverbinding in de voorzijde van de hoef komt onder grotere spanning te staan.

- Er is minder gevoel in de hoeven. Je paard voelt de grond niet waar hij op loopt. Hij struikelt vaker en glijdt af en toe uit. Dit is pijnlijk voor hem, waardoor hij minder zal gaan bewegen dan goed voor hem is.

Mocht je, ondanks deze nadelen, toch hoefbeslag willen gebruiken, kies dan kunststof boven ijzer en plakken boven nagelen.

De verleiding om een hoefbevangen paard op ijzers te zetten is trouwens wel begrijpelijk. Het paard lijkt namelijk opeens redelijk pijnvrij te kunnen lopen. Hij loopt daardoor echter meer, langer en sneller dan het herstellende weefsel aankan. De schijnbare winst van pijnvrijheid op korte termijn wordt tenietgedaan door een tragere genezing op lange termijn.

KUNSTSTOF BESLAG
Er zijn zowel hoefverzorgers als hoefsmeden die kunststof beslag in hun assortiment hebben. Dit type hoefbescherming kan helemaal van kunststof zijn of een metalen kern hebben. De eerste variant is dan beter dan de tweede. Als het geplakt wordt, is het beter dan wanneer het genageld wordt.

Net als bij metaal beslag bestaan er therapeutische varianten met straalondersteuning en 'open teen'.

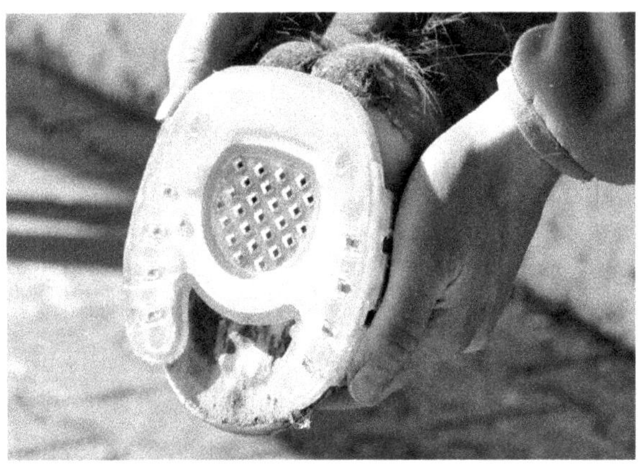

Kunststof therapeutisch beslag
(foto: Duplo)

Kunststof beslag kent een aantal van de nadelen die ijzers ook hebben. Een paar van deze nadelen gelden trouwens ook voor hoefschoenen. Zo is er de traagheidskracht (wat je ook voelt als je in een auto zit die opeens scherp de bocht omgaat) die inwerkt op botten, gewrichten en kleine bloedvaatjes. Waarbij we wel moeten zeggen dat het paard in de herstelperiode van hoefbevangenheid waarschijnlijk alleen in stap beweegt. Met die traagheidskracht zal het dan meevallen.

Net als bij gewoon beslag treedt perifere belasting op. Met kunststof beslag voelt je paard de grond niet goed en kan daardoor vaker struikelen. Regelmatig raspen van de hoef om de teen kort en de hielen laag te houden, is niet mogelijk. Beslag, ongeacht van welk materiaal, vergroot de lengte van de teen en daarmee de hefboomwerking op de pijnlijke lamellenverbinding.

COMPLICATIES VAN HOEFBEVANGENHEID

Hoefbevangenheid gaat gepaard met zijn eigen, specifieke complicaties die zorg en aandacht nodig hebben.

ABCESSEN

Het opensnijden van een hoefabces en het af laten vloeien van pus geeft direct verlichting. Het is belangrijk dat deze behandeling steriel wordt uitgevoerd. Dit is dus een klus voor de dierenarts en niet voor de hoefverzorger. Het gereedschap van de hoefverzorger is niet steriel en hij kan niet de nazorg bieden die nodig is. Als het mis gaat, zit je met nieuwe abcessen, een infectie of een bloedvergiftiging.

De dierenarts stelt met behulp van een visiteertang of röntgenfoto eerst vast waar het abces zich bevindt en hoe dik het omliggende weefsel (zool, witte lijn, hoefwand) is. Vervolgens maakt hij één of enkele kleine openingen om pus uit het abces te laten lopen. Daarna spoelt hij de wond met een desinfecterend middel.

Na het opensnijden van een abces moet de hoef goed schoongemaakt worden met bijvoorbeeld jodium. Dit moet dagelijks gebeuren gedurende een week, of zoveel langer als nodig is om de wond helemaal schoon te krijgen. De dierenarts zal ook willen weten of je paard up-to-date is met zijn tetanusinjectie.

Om opensnijden te voorkomen, wordt er soms gewacht tot het abces rijpt en vanzelf uitbreekt. Om dit sneller te laten gebeuren, weken sommige mensen de hoef in warm water met groene zeep. Hoewel dit effectief is, moet je er rekening mee houden dat de zool en de witte lijn erdoor verzwakken. De kans op het binnendringen van nieuwe bacteriën wordt er groter door. Er kan nu een septisch abces ontstaan.

Een abces kan zijn weg naar buiten vinden via de kroonrand. Het gat zal daarna met de hoefwand naar beneden uitgroeien. Houd die plek in de gaten. Het is mogelijk dat er zich een schimmel in gaat nestelen. Behandel dan met een schimmeldodend middel. Vaak is witte keukenazijn met een paar druppels theeboomolie (tea tree) al voldoende.

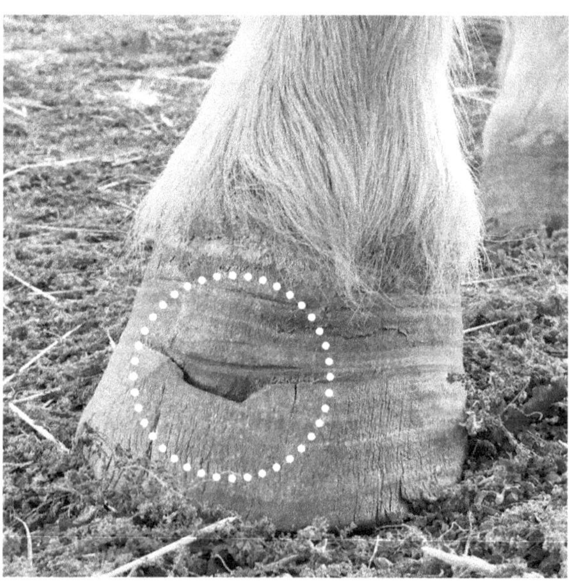

Oude abces-uitbraak

OSTEITIS

Bij vergevorderde hoefbevangenheid horen helaas ook ernstige complicaties. Het behandelen ervan is het werk van de dierenarts of de veterinair chirurg. Osteitis is zo'n complicatie. Het is een ontsteking van het bot. Met name osteitis van het hoefbeen is een veelvoorkomende complicatie bij gevorderde chronische hoefbevangenheid.

Bij een septische osteitis (waarbij ziektekiemen aanwezig zijn), zal het bot operatief gecuretteerd en gespoeld moeten worden. Bij de aseptische variant is dit niet het geval.

ZOOLPERFORATIE

Het hoefbeen kan zo ver kantelen, zinken en van binnenuit op de zool drukken, dat deze laatste de druk niet langer op kan vangen. De punt van het hoefbeen boort zich door de zool heen en is van buitenaf zichtbaar. We noemen dit zoolperforatie. Het is een pijnlijke complicatie die ook een groot risico op infectie met zich meebrengt.

Je hoefverzorger zal in overleg of samenwerking met de dierenarts proberen de positie van het hoefbeen te optimaliseren om verergering van de situatie te voorkomen. De wond wordt goed schoongemaakt en de hoef wordt verbonden. Er kan gebruik gemaakt worden van hoefschoenen. Waar het blootliggende hoefbeen de schoen raakt, kan een uitsparing in de schoenzool gesneden worden. De hoefschoen moet steeds goed schoongehouden en ontsmet worden. Het paard krijgt antibiotica van de dierenarts.

WITTE LIJN-ZIEKTE

Dit is een aantasting van de hoefwand en soms het onderliggende weefsel door een combinatie van bacteriën en schimmels. Je hoefverzorger kan dit behandelen. Vaak wordt het aangetaste deel van de hoefwand verwijderd. Daarna moet deze plek regelmatig door jou behandeld worden. Hier zijn allerlei middelen voor, zowel huis-tuin-en-keukenmiddelen als professionele producten. Afhankelijk van hoe ernstig de aantasting is, zal je hoefverzorger of dierenarts besluiten welk middel het beste is. Je moet niet zomaar zelf iets kiezen. Hoe heftiger het middel, hoe groter de kans op uitdroging en aantasting van gezond of aangroeiend weefsel.

Het is goed om te weten dat witte lijn-ziekte alleen kan optreden als de hoornkwaliteit van de hoefwand al matig is. De bacteriën en schimmels zijn niet de hoofdoorzaak. Probeer uit te vinden waardoor de kwaliteit van het hoornweefsel zo slecht is. Vaak is dit terug te voeren op voeding. Tekorten aan bepaalde sporenelementen en aminozuren en een verkeerde verhouding tussen ijzer, koper, zink en mangaan worden in verband gebracht met slecht hoornweefsel.

Ook mechanische oorzaken, zoals een te lange hoefwand of standafwijkingen die de hoefwand overbelasten, zorgen voor beschadigingen die toegang aan schimmels geven. De misvormde hoefwand, in het geval van hoefbevangenheid, is ook een bekende oorzaak.

Stoffen in de mest en urine van het paard tasten de hoorncellen aan. Te natte ondergrond maakt de zool en de witte lijn te zacht, terwijl te droge hoeven makkelijk scheuren. De schimmel profiteert hier direct van. Hoefnagelgaten zijn ook vaak het begin van witte lijn-ziekte.

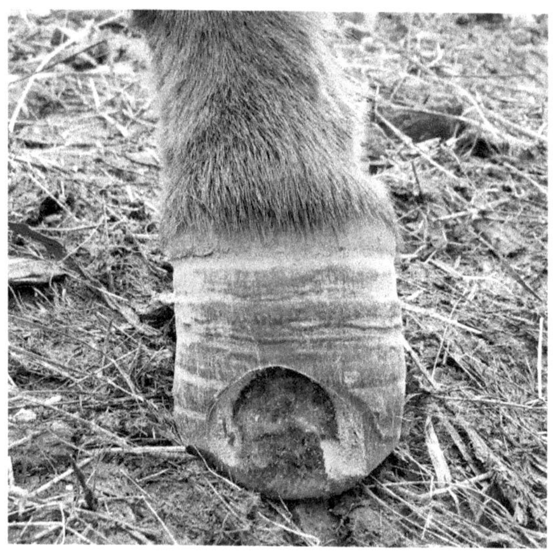

Ernstige witte lijn-ziekte bij een ezel

CHIRURGISCHE INGREPEN

Als de dierenarts begint over chirurgisch ingrijpen om chronische hoefbevangenheid onder controle te krijgen, kun je er zeker van zijn dat de kwaal vergevorderd is. Een peessnede en een hoefwandresectie zijn de vaakst toegepaste chirurgische ingrepen.

PEESSNEDE

Bij een peessnede (ook: tenotomie) snijdt de veterinaire chirurg de diepe buigpees door. Dit doet hij om de trekkracht die de pees op het hoefbeen uitoefent weg te nemen en daarmee hoefbeenkanteling op te heffen. We moeten heirbij opmerken dat de trekkracht van de diepe buigpees niet de hoofdoorzaak is van de hoefbeenkanteling. De belangrijkste oorzaak is dat de lamellenverbinding, samen met de strekpees, geen tegenkracht kan bieden aan de neerwaartse druk van het lichaamsgewicht van het paard.

Mogelijke complicaties als zwellingen, pijn, botontsteking, bindweefselwoekeringen, artrose, gewrichtsmisvormingen en blijvende peessamentrekking kunnen optreden. Er is veel en lange nazorg nodig.

RESECTIE

Bij een resectie wordt er een deel van de hoefwand weggehaald. De hoefsmid van de veterinaire kliniek doet dit om druk weg te nemen en de bloedcirculatie te verbeteren. Zo wil hij de hoefgroei beter laten verlopen.

Dit moet alleen gedaan worden als de dierenarts of de hoefsmid echt geen andere mogelijkheid ziet. De kans op ontstekingen, abcessen of weefselwoekeringen is namelijk aanwezig. Er komt ook te veel druk op de rest van de hoefwand. Als de hele lamellenverbinding slecht is, verleg je het probleem alleen maar. De kans op hoefbeenkanteling of een zinker wordt groter.

Beweging

Wat we eerder zeiden over voeding gaat ook op voor lichaamsbeweging. Het is een van de aspecten van de leefomstandigheden van je paard waar je volledige controle over kunt hebben. Een groot voordeel is dat het als behandelmethode ook nog eens niets kost.

Oudere paarden zijn al minder actief dan hun jeugdige soortgenoten. Niet in de laatste plaats omdat ze minder vaak bereden worden. Voor hen, maar zeker ook voor jongere PPID-ers, is beweging belangrijk voor de gezondheid in het algemeen en die van spieren, pezen en hoeven in het bijzonder.

Beweging geef je alleen als je paard het aankan, op goed bekapte hoeven en zo nodig op hoefschoenen met zachte inlegzooltjes. Met name bij hoefbevangen paarden of paarden die dat onlangs zijn geweest, moet je extra voorzichtig zijn of zelfs even wachten. De bevangenheid heeft de hoef verzwakt en het

duurt een tijdje voordat het lichaam die zwakte heeft hersteld. Wees geduldig en laat de hoef zich stabiliseren voordat je je paard weer aan het werk zet (zie bovenstaande kadertekst).

Het terrein waar je je paard op laat bewegen moet ook makkelijk begaanbaar zijn. Bewegen met pijnlijke voeten op een hobbelig, hard bevroren weiland is een extreem voorbeeld van hoe het níet moet.

Je kunt beweging geven door te wandelen met je paard, grondwerk te doen of te spelen of onder het zadel te werken. De intensiteit en duur van dit laatste pas je aan, aan wat je paard kan. Voer veranderingen in het bewegings- en trainingsprogramma altijd geleidelijk door.

Ook zonder jouw aanwezigheid kun je zorgen voor meer beweging. Zorg voor sociale interactie met andere paarden, plaats hooiplaatsen, drinkwatervoorziening en liksteen ver van elkaar, maak met schriklint een pad in de wei of bak of leg een paddock paradise aan (zie kadertekst).

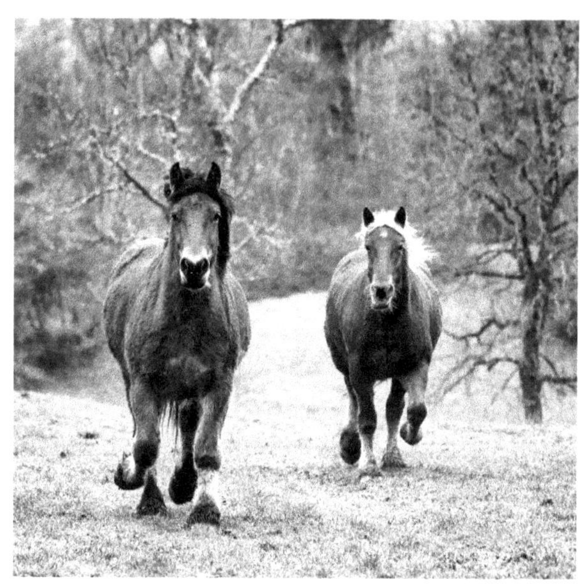

Samen beweeg je meer
(foto: Mandy Fontana)

PADDOCK PARADISE

Een paddock paradise is een leefomgeving die zo veel mogelijk in de natuurlijke sociale, voedsel- en bewegingsbehoeften van paarden voorziet. Het idee is gebaseerd op het gegeven dat paarden in het wild steeds dezelfde vaste routes volgen die gebieden met water, voedsel, mineralen en andere interessante elementen met elkaar verbinden.

Het uitgangspunt is een breed pad dat rond het weiland loopt, hier en daar verbonden met een aantal grotere paddocks of stukken weiland. Op de route kun je allerlei natuurlijke elementen en uitdagingen creëren om beweging te stimuleren. Zo kun je hooiplaatsen, drinkwatervoorziening en liksteen ver uit elkaar aanbrengen en inloopstallen of andere schuilmogelijkheden bouwen. Je kunt het pad door een bosrand of een windsingel laten lopen.

Verharding met tegels, betonplaten of keien zien we ook vaak in het paddock paradise. Voor een paard met gevoelige hoeven is dit niet altijd de beste keuze. Het kan voor overbelasting en pijn zorgen. Loopt je hoefbevangen PPID-paard al in een paddock paradise rond, kijk dan of je deze elementen kunt verwijderen, vervangen door rubberen matten of afzetten met een veilige afrastering.

Nog even dit: denk niet dat je paard aan zijn benodigde lichaamsbeweging komt met alleen maar door een paddock paradise te sjokken. Zeker als hij gewicht moet verliezen, moet er ook gewerkt worden.

EMS-PAARDEN

Voor PPID-ers met EMS/insulinedys-regulatie, al dan niet met overgewicht, is beweging extra belangrijk. Er zijn onderzoeken die aantonen dat meer beweging niet langdurig voor een hogere insulinegevoeligheid zorgt [72] en onderzoeken die laten zien dat dit wel het geval is [67, 85, 128, 148, 154]. Deze laatste zijn in de meerderheid en veelal recenter. Zij concluderen dat lichaamsbeweging leidt tot een verbetering van de insulinegevoeligheid, zelfs als er nog geen sprake is van gewichtsverlies.

Adiponectine neemt toe door lichaamsbeweging. Dit zorgt voor een betere insulinegevoeligheid. Beweging laat ook de leptineconcentraties in het bloed dalen. Op pagina 43 (Leptine, leptine-dysregulatie en adiponectine) heb je gelezen waarom dit een voordeel is.

De hormonale verbeteringen blijven niet op magische wijze voortduren als het bewegingsprogramma niet wordt voortgezet.

Voor de te dikke PPID-ers zorgt beweging natuurlijk ook simpelweg voor gewichtsverlies.

Dertig minuten bewegen per dag, vijf dagen per week, met matige intensiteit, is aan te bevelen. Onder matige intensiteit verstaan we snelle draf en galop, al dan niet onder het zadel.

Zelfs beweging met lage intensiteit kan al positieve effecten hebben, blijkt uit recent onderzoek [154]. Een onderzoek uit 2014 zag wat betreft ontstekingsactiviteit een verbetering bij paarden die gedurende veertien dagen, vijf minuten per dag draven [67]. Dit betekent natuurlijk niet dat een bewegingsprogramma met lagere intensiteit voldoende is als standaard voor alle te dikke paarden. Onder lage intensiteit verstaan we stap en draf, niet onder het zadel. De overlap tussen lage en matige intensiteit ligt mede in de snelheid van de draf.

Bij paarden die onlangs van hoefbevangenheid hersteld zijn, is beweging met een lage intensiteit op een zachte ondergrond gedurende circa 30 minuten, drie keer per week de norm. Nogmaals: alleen als je paard het aankan, op goed bekapte hoeven en eventueel op hoefschoenen met zachte inlegzooltjes.

COMPLEMENTAIRE THERAPIEËN

Naast alle tot nu toe beschreven behandelmogelijkheden is er nog een keur aan complementaire of alternatieve therapieën voorhanden om de hormonale balans te herstellen, suikermetabolisme te optimaliseren, pijn te verminderen, ontstekingen terug te dringen of het lichaam 'in balans' te brengen. Het valt absoluut buiten het bestek van dit boek om al deze mogelijkheden te bekijken of te beoordelen op hun therapeutische waarde of hun wetenschappelijke grond. Als jij je comfortabel voelt bij deze behandelingsvormen, kun je overwegen ze toe te passen bij de behandeling van de klinische verschijnselen van PPID. Let alleen goed op of ze de behandeling, zoals in dit boek beschreven staat, niet in de wielen rijden.

Beweringen over de werkzaamheid voor elke behandeling die gebaseerd zijn op verbetering van de klinische verschijnselen alleen, moeten met argwaan bekeken worden. Klinische verbetering zou waarschijnlijk ook al optreden met verbetering van de leefomstandigheden en algemene gezondheidszorg.

Complementaire therapieën worden vaak gepromoot met verwijzing naar wetenschappelijke onderzoeken waarin een correcte diagnose van PPID ontbreekt. Ook rammelt de onderzoeksopzet iets te vaak. Maar laten we eerlijk zijn; ook onderzoeken naar reguliere remedies en therapieën maken zich hier schuldig aan.

Een goed voorbeeld van alle drie deze punten is een vaak aangehaald onderzoek naar de werkzaamheid van homeopathie [44]. De succesratio bij de paarden die aan het onderzoek meededen was 91%. Helaas werd er alleen naar verbetering van het klinisch beeld gekeken.

Bovendien werden paarden onderzocht waarbij PPID alleen was vastgesteld op basis van hun bloedsuikerspiegel (!) en het klinisch verschijnsel hypertrichose. Dat honden en paarden in hetzelfde onderzoek met dezelfde behandeling werden vergeleken, is ook opmerkelijk. Het kan niet anders dan dat de honden de ziekte van Cushing hadden en geen PPID. Een klassiek voorbeeld van appels met peren vergelijken.

Bij de honden werd ACTH wel gemeten om te bepalen of ze mee konden doen aan het onderzoek, maar dan weer niet bij allemaal. Of het middel werkzaam was, werd vervolgens niet vastgesteld met een tweede meting. Bij de paarden werd ACTH noch voor, noch na het onderzoek gemeten. Bij behandeling met een middel dat 'ACTH 30c' heet zou je toch verwachten dat dat wel gedaan zou worden. Er was ook geen controlegroep in dit onderzoek.

STRESS VERMIJDEN

Stress zorgt voor meer cortisol en dit hormoon onderdrukt afweerreacties. Het afweersysteem is bij paarden met PPID al slecht. Cortisol zet eiwitten en vetten in suiker (glucose) om. Daarnaast wordt het in verband gebracht met het ontstaan en verergeren van insulineresistentie. Niet handig voor PPID-ers met ID. Op pagina 52 heb je al gelezen dat cortisol schade aan de hemidesmosomen van het basale membraan toebrengt en dus negatief bijdraagt aan hoefbevangenheid.

Stress laat ook de ACTH-productie in de voorkwab van de hypofyse toenemen. De productie van adrenaline neemt ook toe.

Hyperlipidemie wordt ook gelinkt aan chronische stress, net als afname van antioxidant-enzymactiviteit en daarmee toename van oxidatieve stress.

STRESSFACTOREN

Mogelijke stressfactoren die je zou kunnen aanpakken zijn:

- Pijn, o.a. van de klinische verschijnselen van PPID in het algemeen en van hoefbevangenheid en zijn complicaties in het bijzonder
- Trailervervoer, wedstrijden
- Chronische wormbesmetting
- Dierenartsbezoek, bloedprikken, haastige of humeurige hoefsmid of tandarts
- Slecht passend zadel
- Eenzijdige arbeid, te zware training. Normale training voor een paard met spieratrofie als gevolg van PPID valt onder te zware training
- Een stressvolle relatie met de ruiter of de trainer
- Gebrek aan sociale interactie. Geen kudde of alleen op stal, dan wel te veel wisselingen in de kudde
- Een stressvolle relatie met een andere kuddegenoot, hiërarchieproblemen, verstoten worden uit de kudde
- Onrust in de leefomgeving, bijvoorbeeld een drukke pensionstal of een weiland naast een snelweg
- Rouw. Twee paarden die samen groot zijn geworden of die elkaar hebben uitgekozen als maatje, die plotseling gescheiden worden
- Leeftijd. Oudere paarden lijken minder goed met stressvolle situaties om te kunnen gaan

EUTHANASIE

Er is nog nooit een paard aan PPID zelf overleden. Het zijn de ernst en de duur van de complicaties in combinatie met het progressieve karakter van PPID en daarmee het gebrek aan uitzicht op verbetering, die zorgen dat je op een gegeven moment zult moeten nadenken of het nog ethisch verantwoord is het paard in leven te laten. Je paard kan je niet zelf vertellen wanneer het mooi is geweest.

Hoewel de uiteindelijke beslissing bij jou ligt, is de dierenarts het best in staat om objectieve uitspraken te doen over het welzijn van je paard, nu en in de toekomst. Hij kan de situatie van jouw paard in een breder perspectief plaatsen en vergelijken met andere paarden die hij in zijn praktijk heeft gehad.

Een goede dierenarts maakt een objectieve inschatting, waarbij hij naar de aard en de ernst van de complicaties zal kijken. Hij zal kritisch de gekozen behandelmethodes en hun succes evalueren. Het succes van pijnbestrijding in het geval van ernstige hoefbevangenheid is hierbij belangrijk. Hij overlegt met de andere behandelaars van je paard zoals de hoefverzorger en de tandarts. Als het goed is, is hij eerlijk genoeg om ook te kijken in hoeverre jij in staat bent de benodigde zorg te bieden. Is het om wat voor reden dan ook niet mogelijk om je paard goed te helpen, dan is het niet eerlijk om hem daaronder te laten lijden. Aan jou de keus om te beslissen wat de uitkomst in dat geval zal zijn.

Het is een moeilijke beslissing om te maken, die vaak bij de eigenaar meer tijd in beslag neemt dan wat de dierenarts vanuit het belang van het paard gewenst vindt. Gelukkig weet hij dat dit nu eenmaal onderdeel uitmaakt van zijn werk. Hij zal je de tijd geven om na te denken over zijn advies. Tijdens dit proces moet je niet aarzelen hem zo nodig nogmaals te vragen dit advies te onderbouwen. Vraag eventueel de opinie van een andere dierenarts.

Kun je werkelijk nog geen afstand doen van je paard, dan is terminale zorg misschien nog een optie. Of je paard daarbij gebaat is, is een tweede.

(foto: Flash Dantz)

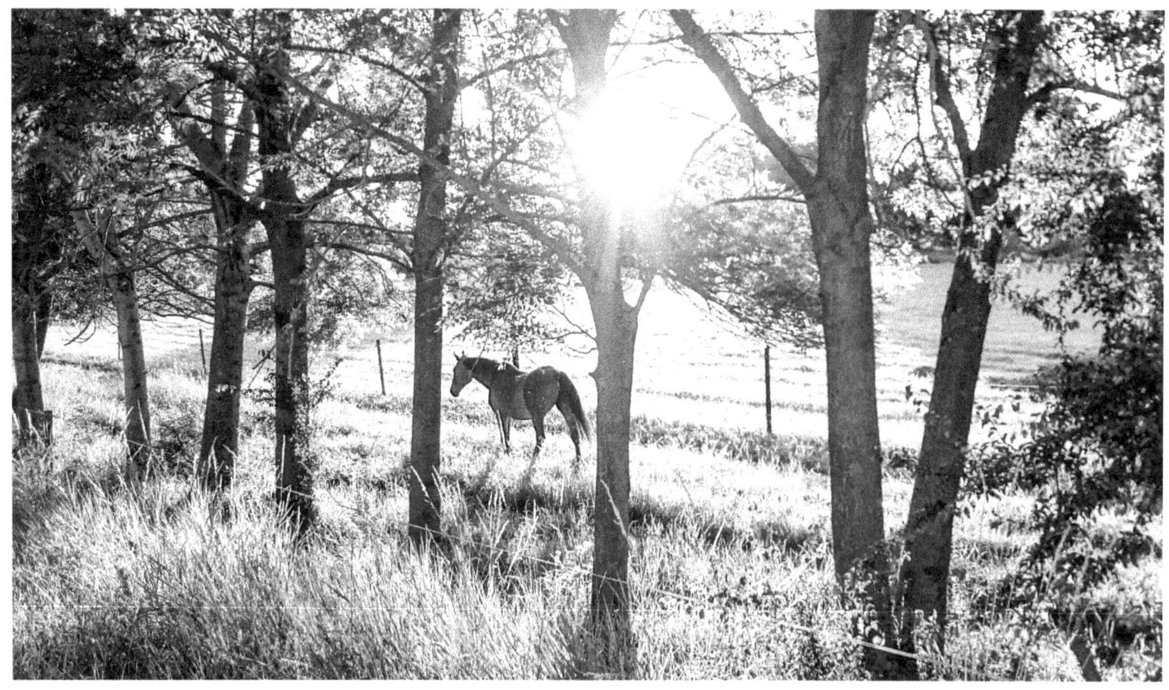

SAMENVATTING

De behandeling van PPID omvat zowel het gebruik van geneesmiddelen als aandacht voor de algemene gezondheidszorg en aanpassingen in de leefomstandigheden. Met algemene gezondheidszorg bedoelen we onder andere ontwormen en vaccinatie. Hoefzorg, gebitsverzorging en behandeling van overige complicaties is ook erg belangrijk. Gewichtsbeheersing maakt deel uit van de aanpak van EMS en hoefbevangenheid.

Het gebrek aan dopamine kan synthetisch aangevuld worden met de dopamine-agonist pergolide. Dit wordt door de meeste paarden goed verdragen, maar niet door allemaal. Bij sommige paarden zijn de bijwerkingen erger dan de kwaal. Monnikspeper is een plantaardige remedie die bepaalde klinische verschijnselen kan onderdrukken. De ACTH-waarden gaan er niet door omlaag.

Voor de complicaties van PPID kan de dierenarts ook allerlei medicijnen inzetten. Voor veel medicijnen bestaan plantaardige alternatieven. Wetenschappelijk bewijs voor hun werkzaamheid is nog schaars. Hetzelfde geldt voor het gebruik van antioxidanten.

Voeding en lichaamsbeweging zijn belangrijke wapens in de strijd tegen EMS, gewichtsproblemen en spierafbraak. Ouderdom en gebitsproblemen vragen ook om ander voedsel of een andere manier van voeren. In feite ontkomt geen enkel PPID-paard aan een aangepast dieet.

Aan het eind van de rit is voor veel paarden met PPID euthanasie het allerlaatste wat je voor ze kunt doen.

CLEOPATRA

De prachtige merrie op de omslag van dit boek is Cleopatra. Een paard dat, ondanks haar PPID, kracht en hoop uitstraalt. Ik hoop dat dit beeld de lezers van mijn boek een hart onder de riem kan steken en nog een extra zetje kan geven om niet te snel op te geven.

Cleopatra heeft de respectabele leeftijd van 37 jaar bereikt. Fotografe Nikkie de Kerf heeft Cleopatra zo mooi weten vast te leggen.

DANKWOORD

Voedingsdeskundige Suzanne Buijsse van 'Je Paard Gezond en Fit' heeft enorm bijgedragen aan alles wat over voeding, PPID en hoefbevangenheid gaat in dit boek. Ze heeft mij over een aantal dingen echt anders laten denken. Ook heeft ze me teruggefloten toen de tekst veel te technisch dreigde te worden.

Dierenarts Gaelle Selfslagh heeft ervoor gewaakt dat de hoofdstukken 'Beschrijving' en 'Oorzaken' correct zijn.

Heleen Davies van 'Paardenhoeven.info' was de aangewezen persoon om mij te wijzen op de blinde vlekken die ik had ontwikkeld op mijn eigen vakgebied van paardenvoeten.

Paardentandarts Cedric Coucke heeft zijn tanden gezet in de tekst over gebitsproblemen. Dat gedeelte is daardoor glashelder geworden.

Christel Provaas is met succes op zoek gegaan naar taal- en typfouten.

Ik ben ook enorm blij met de mooie en unieke foto's die ik mocht gebruiken van alle fotografen.

Iedereen geweldig bedankt! Dankzij jullie kan ik zulke fijne boeken maken.

Clermont-Ferrand, augustus 2022
Remco Sikkel

Heb je iets gemist in dit boek of is een bepaald onderwerp naar je zin niet ver genoeg uitgediept? Alle opbouwende kritiek is van harte welkom via hoefbevangen.info/contact.

Is dit boek je goed bevallen en denk je dat andere paardeneigenaren er ook iets aan zouden hebben? Op de site waar je het boek gekocht hebt, kun je een beoordeling en commentaar achterlaten.

Blijf op de hoogte van nieuwe ontwikkelingen op het gebied van PPID. Met regelmaat verschijnen er nieuwe artikelen op hoefbevangen.info en facebook.com/remcosikkel. Je kunt me ook volgen op instagram.com/remco_sikkel.

hoefbevangen.info	facebook.com /remcosikkel	instagram.com /remco_sikkel

BRONNEN

BOEKEN

Clinical equine oncology / C. Knottenbelt. – 2015, ISBN : 978-0-7020-4266-9
Current therapy in equine medicine / E. Robinson. – 2015, ISBN : 1-4557-4555-3
Diagnostic techniques in equine medicine / G. Frank. – 2009, ISBN : 978-0-7020-2792-5
Equine applied and clinical nutrition / R. Geor. – 2013, ISBN : 978-0-7020-3422-0
Equine laminitis / J. Belknap. – 2017, ISBN : 978-1-119-16909-3
Hoefbevangenheid : begrijpen, genezen, voorkomen / R. Sikkel. – 2018, ISBN : 978-90-825191-9-8
The horse nutrition handbook / M. Worth. - 2010, ISBN : 1-60342-541-1
PPID and your horse : an owner information guide / Boehringer-Ingelheim. – 2019
PPID : ja of nee / A. Wiertz, J. Driessen. – 2020, ISBN : 1-230-00440-8
Saunders handbook of veterinary drugs : small and large animal / M. Papich. – 2015, ISBN : 0-323-24485-8

ARTIKELEN

1. 3-Nitrotyrosine: a versatile oxidative stress biomarker for major neurodegenerative diseases / M. Bandookwala, P. Sengupta, *Int J Neurosci* 130 (2020): 1047–1062

2. 4-Hydroxyisoleucine : a plant-derived treatment for metabolic syndrome / L. Jetté, L. Harvey, K. Eugeni (et al.), *Curr Opin Investig Drugs* 10 (2009): 353–358

3. The accuracy of ACTH as a biomarker for pituitary pars intermedia dysfunction in horses : a systematic review and meta-analysis / J. Meyer, L. Hunyadi, J. Ordóñez-Mena, *Equine Vet J* (2021)

4. Adipokine, chemokine, and cytokine expression profiles in adipose tissue depots of lean and overweight ponies / P. Weber, K. Schermerhorn, L. McCutcheon (et al.), *J Equine Vet Sci* 33 (2013): 846

5. Adrenocorticotropin concentration following administration of thyrotropin-releasing hormone in healthy horses and those with pituitary pars intermedia dysfunction and pituitary gland hyperplasia / J. Beech, R. Boston, S. Lindborg (et al.), *J Am Vet Med Assoc* 231 (2007): 417–426

6. Advantages and limitations of the equine disease, pituitary pars intermedia dysfunction as a model of spontaneous dopaminergic neurodegenerative disease / D. McFarlane, *Ageing Res Rev* 6 (2007): 54–63

7. Aging effect on plasma metabolites and hormones concentrations in riding horses / K. Kawasumi, M. Yamamoto, M. Koide (et al.), *Open Vet J* 5 (2015): 154–157

8. Agnus castus extracts inhibit prolactin secretion of rat pituitary cells / G. Sliutz, P. Speiser, A. Schultz (et al.), *Horm Metab Res* 25 (1993): 253–255

9. Alpha-melanocyte stimulating hormone and adrenocorticotropin concentrations in response to thyrotropin-releasing hormone and comparison with adrenocorticotropin concentration after domperidone administration in healthy horses and horses with pituitary pars intermedia dysfunction / J. Beech, D. McFarlane, S. Lindborg (et al.), *J Am Vet Med Assoc* 238 (2011): 1305–1315

10. Antinociceptive effects, acute toxicity and chemical composition of Vitex agnus-castus essential oil / E. Khalilzadeh, G. Vafaei Saiah, H. Hasannejad (et al.), *Avicenna J Phytomed* 5 (2015): 218–230

11. Antioxidant nutrients : a systematic review of trace elements and vitamins in the critically ill patient / D. Heyland, R. Dhaliwal, U. Suchner (et al.), *Intensive Care Med* 31 (2005): 327–337

12. Assessment of tissue-specific cortisol activity with regard to degeneration of the suspensory ligaments in horses with pituitary pars intermedia dysfunction / S. Hofberger, F. Gauff, D. Thaller (et al.), *Am J Vet Res* 79 (2018): 199–210

13. Association between hyperinsulinaemia and laminitis severity at the time of pituitary pars intermedia dysfunction diagnosis / E. Tadros, J. Fowlie, K. Refsal (et al.), *Equine Vet J* 51 (2019): 52–56

14. Association of season and pasture grazing with blood hormone and metabolite concentrations in horses with presumed pituitary pars intermedia dysfunction / N. Frank, S. Elliott, K. Chameroy (et al.), *J Vet Intern Med* 24 (2010): 1167–1175

15. Beta-endorphin stimulates corticosterone synthesis in isolated rat adrenal cells / G. Shanker, R. Sharma, *Biochem Biophys Res Commun* 86 (1979): 1–5

16. Bioactive and immunoreactive adrenocorticotropin in normal equine pituitary and in pituitary tumors of horses with Cushing's disease / D. Orth, W. Nicholson, *Endocrinology* 111 (1982): 559–563

17. Bioactivity of plasma ACTH from PPID-affected horses compared to normal horses / M. Cordero, B. Shrauner, D. McFarlane, *J Vet Intern Med* 25 (2011): 664

18. Biochemical indices of vascular function, glucose metabolism and oxidative stress in horses with equine Cushing's disease / J. Keen, M. McLaren, K. Chandler (et al.), *Equine Vet J* 36 (2004): 226–229

19. Can endocrine dysfunction be reliably tested in aged horses that are experiencing pain? / H. Gehlen, N. Jaburg, R. Merle (et al.), *Animals* 10 (2020): 1426

20. Carbonyl reductase 1 catalyzes 20β-reduction of glucocorticoids, modulating receptor activation and metabolic complications of obesity / R. Morgan, K. Beck, M. Nixon (et al.), *Sci Rep* 7 (2017): 10633

21. Central melanocortin receptors regulate insulin action / S. Obici, Z. Feng, J. Tan (et al.), *J Clin Invest* 108 (2001): 1079–1085

22. Changes in proportions of dry matter intakes by ponies with access to pasture and haylage for 3 and 20 hours per day respectively, for six weeks / J. Ince, A. Longland, C. Newbold (et al.), *J Equine Vet Sci* 31 (2011): 283–283

23. Chromium propionate increases insulin sensitivity in horses following oral and intravenous carbohydrate administration / J. Spears, K. Lloyd, P. Siciliano (et al.), *J Anim Sci* 98 (2020): skaa095

24. Chronic stress and age-related increases in the proinflammatory cytokine IL-6 / J. Kiecolt-Glaser, K. Preacher, R. MacCallum (et al.), In: *Proc. of the National Academy of Sciences* 100 (2003): 9090–9095

25. Circadian and circannual rhythms of cortisol, ACTH, and α-melanocyte-stimulating hormone in healthy horses / M. Cordero, B. Brorsen, D. McFarlane, *Domest Anim Endocrinol* 43 (2012): 317–324

26. Circannual variation in plasma adrenocorticotropic hormone concentrations in the UK in normal horses and ponies, and those with pituitary pars intermedia dysfunction / V. Copas, A. Durham, *Equine Vet J* 44 (2012): 440–443

27. Clinical implications of using adrenocorticotropic hormone diagnostic cutoffs or reference intervals to diagnose pituitary pars intermedia dysfunction in mature horses / R. Horn, A. Stewart, K. Jackson (et al.), *J Vet Intern Med* 35 (2021): 560–570

28. Clinical presentation, diagnosis, and prognosis of chronic laminitis in Europe / R. Eustace, *Vet Clin North Am Equine Pract* 26 (2010): 391–405

29. Clinically and temporally specific diagnostic thresholds for plasma ACTH in the horse / A. Durham, B. Clarke, J. Potier (et al.), *Equine Vet J* 53 (2021): 250–260

30. Comparison of cortisol and ACTH responses after administration of thyrotropin releasing hormone in normal horses and those with pituitary pars intermedia dysfunction / J. Beech, R. Boston, S. Lindborg, *J Vet Intern Med* 25 (2011): 1431–1438

31. Comparison of hair follicle histology between horses with pituitary pars intermedia dysfunction and excessive hair growth and normal aged horses / M. Innerå, A. Petersen, D. Desjardins (et al.), *Vet Dermatol* 24 (2013): 212–217

32. Comparison of owner-reported health problems with veterinary assessment of geriatric horses in the United Kingdom / J. Ireland, P. Clegg, C. McGowan (et al.), *Equine Vet J* 44 (2012): 94–100

33. Comparison of two diagnostic methods to detect insulin dysregulation in horses under field conditions / L. Van Den Wollenberg, V. Vandendriessche, K. van Maanen (et al.), *J Equine Vet Sci* 88 (2020): 102954

34. Comparison of two methods for measurement of equine adrenocorticotropin / H. Banse, N. Schultz, M. McCue (et al.), *J Vet Diagn Invest* 30 (2018): 233–237

35. Comparison of vitex agnus castus extract and pergolide in treatment of equine Cushing's syndrome / J. Beech, M. Donaldson, S. Lindborg, In: *Proc. of the 48th Annual Convention of the American Association of Equine Practitioners* (2002): 175–177

36. Continuous intravenous infusion of glucose induces endogenous hyperinsulinaemia and lamellar histopathology in Standardbred horses / M. de Laat, M. Sillence, C. McGowan (et al.), *Vet J* 191 (2012): 317–322

37. Correlation between plasma alpha-melanocyte-stimulating hormone concentration and body mass index in healthy horses / M. Donaldson, D. McFarlane, A. Jorgensen (et al.), *Am J Vet Res* 65 (2004): 1469–1473

38. Correlation of pituitary histomorphometry with adrenocorticotrophic hormone response to domperidone administration in the diagnosis of equine pituitary pars intermedia dysfunction / M. Miller, I. Pardo, L. Jackson (et al.), *Vet Pathol* 45 (2008): 26–38

39. Corticosteroid-associated laminitis / S. Bailey, *Vet Clin North Am Equine Pract* 26 (2010): 277–285

40. Cortisol, adrenocorticotropic hormone, serotonin, adrenaline and noradrenaline serum concentrations in relation to disease and stress in the horse / I. Ayala, N. Martos, G. Silvan (et al.), *Res Vet Sci* 93 (2012): 103–107

41. A cross-sectional study of geriatric horses in the United Kingdom. Part 2 : Health care and disease / J. Ireland, P. Clegg, C. McGowan (et al.), *Equine Vet J* 43 (2011): 37–44

42. A C-terminal HSP90 inhibitor restores glucocorticoid sensitivity and relieves a mouse allograft model of Cushing disease / M. Riebold, C. Kozany, L. Freiburger (et al.), *Nat Med* 21 (2015): 276–280

43. Curcumin (diferuloylmethane) inhibits cell proliferation, induces apoptosis, and decreases hormone levels and secretion in pituitary tumor cells / M. Miller, S. Chen, J. Woodliff (et al.), *Endocrinology* 149 (2008): 4158–4167

44. Cushing's disease : a new approach to therapy in equine and canine patients / M. Elliott, *Br Homeopath J* 90 (2001): 33–36

45. Cushing's syndromes, insulin resistance and endocrinopathic laminitis / P. Johnson, N. Messer, V. Ganjam, *Equine Vet J* 36 (2004): 194–198

46. Cyproheptadine and desmethylcyproheptadine directly inhibit the release of adrenocorticotrophin and beta-lipotrophin/beta-endorphin activity from the neurointermediate lobe of the rat pituitary gland / S. Lamberts, E. Bons, P. Uitterlinden (et al.), *J Endocrinol* 96 (1983): 395–400

47. Cytokine dysregulation in aged horses and horses with pituitary pars intermedia dysfunction / D. McFarlane, T. Holbrook *J Vet Intern Med* 22 (2008): 436–42

48. Diabetes, insulin resistance, and metabolic syndrome in horses / P. Johnson, C. Wiedmeyer, A. LaCarrubba (et al.), *J Diabetes Sci Technol* 6 (2012): 534–540

49. Diagnosis and treatment of hyperprolactinemia : an endocrine society clinical practice guideline / S. Melmed, F. Casanueva, A. Hoffman (et al.), *J Clin Endocrinol Metab* 96 (2011): 273–288

50. The diagnosis of equine insulin dysregulation / F. Bertin, M. de Laat, *Equine Vet J* 49 (2017): 570–576

51. Diagnostic frequency, response to therapy, and long-term prognosis among horses and ponies with pituitary par intermedia dysfunction, 1993-2004 / B. Rohrbach, J. Stafford, R. Clermont (et al.), *J Vet Intern Med* 26 (2012): 1027–1034

52. Diagnostic testing for equine endocrine diseases : confirmation versus confusion / D. McFarlane. *Vet Clin North Am Equine Pract* 35 (2019): 327–338

53. Diagnostic testing for pituitary pars intermedia dysfunction in horses / N. Dybdal, K. Hargreaves, J. Madigan (et al.), *J Am Vet Med Assoc* 204 (1994): 627–632

54. Dietary restriction in combination with a nutraceutical supplement for the management of equine metabolic syndrome in horses / C. McGowan, A. Dugdale, G. Pinchbeck (et al.), *Vet J* 196 (2013): 153–159

55. Dietary supplementation with short-chain fructo-oligosaccharides improves insulin sensitivity in obese horses / F. Respondek, K. Myers, T. Smith (et al.), *J Anim Sci* 89 (2011): 77–83

56. Does equine pituitary pars intermedia dysfunction (PPID) affect immune responses to vaccination? / Dorothy Russell Havemeyer Foundation, In: *Proc. of the 3rd Equine Endocrine Summit* (2014): 8

57. Does pergolide therapy prevent laminitis in horses diagnosed with pituitary pars intermedia dysfunction? / E. Knowles, *Equine Vet Educ* 31 (2019): 278–280

58. Dopamine-regulated adrenocorticotropic hormone secretion in lactating rats : functional plasticity of melanotropes / M. Oláh, P. Fehér, Z. Ihm (et al.), *Neuroendocrinology* 90 (2009): 391–401

59. Dysregulation of cortisol metabolism in equine pituitary pars intermedia dysfunction / R. Morgan, J. Keen, N. Homer (et al.), *Endocrinology* 159 (2018): 3791–3800

60. ECEIM consensus statement on equine metabolic syndrome / A. Durham, N. Frank, C. McGowan (et al.), *J Vet Intern Med* 33 (2019): 335–349

61. The effect of acute exercise on the secretion of corticotropin-releasing factor, arginine vasopressin, and adrenocorticotropin as measured in pituitary venous blood from the horse / S. Alexander, C. Irvine, M. Ellis (et al.), *Endocrinology* 128 (1991): 65–72

62. Effect of age, season, body condition, and endocrine status on serum free cortisol fraction and insulin concentration in horses / K. Hart, D. Wochele, N. Norton (et al.), *J Vet Intern Med* 30 (2016): 653–663

63. Effect of corticotropin-like intermediate lobe peptide on pancreatic exocrine function in isolated rat pancreatic lobules. / J. Marshall, L. Kapcala, L. Manning (et al.), *J Clin Invest* 74 (1984): 1886–1889

64. The effect of curcumin supplementation on circulating adiponectin: a systematic review and meta-analysis of randomized controlled trials / C. Clark, E. Ghaedi, A. Arab (et al.), *Diabetes Metab Syndr* 13 (2019): 2819–2825

65. Effect of dietary carbohydrates and time of year on ACTH and cortisol concentrations in adult and aged horses / S. Jacob, R. Geor, P. Weber (et al.), *Domest Anim Endocrinol* 63 (2018): 15–22

66. The effect of equine metabolic syndrome on the ovarian follicular environment / D. Sessions-Bresnahan, E. Carnevale, *J Anim Sci* 92 (2014): 1485–1494

67. The effect of exercise on plasma concentrations of inflammatory markers in normal and previously laminitic ponies / N. Menzies-Gow, H. Wray, S. Bailey (et al.), *Equine Vet J* 46 (2014): 317–321

68. The effect of geographic location, breed, and pituitary dysfunction on seasonal adrenocorticotropin and α-melanocyte-stimulating hormone plasma concentrations in horses / D. McFarlane, M. Paradis, D. Zimmel (et al.), *J Vet Intern Med* 25 (2011): 872–881

69. Effect of hay soaking duration on metabolizable energy, total and prececal digestible crude protein and amino acids, non-starch carbohydrates, macronutrients and trace elements / M. Bochnia, C. Pietsch, M. Wensch-Dorendorf (et al.), *J Equine Vet Sci* 101 (2021): 103452

70. Effect of increased adiposity on insulin sensitivity and adipokine concentrations in horses and ponies fed a high fat diet, with or without a once daily high glycaemic meal / N. Bamford, S. Potter, P. Harris (et al.), *Equine Vet J* 48 (2016): 368–373

71. The effect of month and breed on plasma adrenocorticotropic hormone concentrations in equids / A. Durham, J. Potier, L. Huber, *Vet J* 286 (2022): 105857

72. The effect of long-term exercise on glucose metabolism and peripheral insulin sensitivity in standardbred horses / E. de Graaf-Roelfsema, M. van Ginneken, E. van Breda (et al.), *Equine Vet J* Suppl (2006): 221–225

73. The effect of oral metformin on insulin sensitivity in insulin-resistant ponies / K. Tinworth, R. Boston, P. Harris (et al.), *Vet J* 191 (2012): 79–84

74. The effect of season on the histologic and histomorphometric appearance of the equine pituitary gland / M. Cordero, D. McFarlane, M. Breshears (et al.), *J Equine Vet Sci* 32 (2012): 75–79

75. The effects of a special Agnus castus extract (BP1095E1) on prolactin secretion in healthy male subjects / P. Merz, C. Gorkow, A. Schrödter (et al.) *Exp Clin Endocrinol Diabetes* 104 (1996): 447–453

76. Effects of bromocriptine on glucose and insulin dynamics in normal and insulin dysregulated horses / C. Loos, K. Urschel, E. Vanzant (et al.) *Front Vet Sci* 9 (2022): 889888

77. Effects of a supplement containing chromium and magnesium on morphometric measurements, resting glucose, insulin concentrations and insulin sensitivity in laminitic obese horses / K. Chameroy, N. Frank, S. Elliott (et al.), *Equine Vet J* 43 (2011): 494–9

78. Effects of advanced age and pituitary pars intermedia dysfunction on components of the acute phase reaction in horses / A. Zak, N. Siwinska, S. Elzinga (et al.), *Domest Anim Endocrinol* 72 (2020): 106476

79. Effects of age and diet on glucose and insulin dynamics in the horse / J. Rapson, H. Schott, B. Nielsen (et al.), *Equine Vet J* 50 (2018): 690–696

80. Effects of common equine endocrine diseases on reproduction / T. Burns, *Vet Clin North Am Equine Pract* 32 (2016): 435–449

81. Effects of curcuma longa (turmeric) on postprandial plasma glucose and insulin in healthy subjects / J. Wickenberg, S. Ingemansson, J. Hlebowicz, *Nutr J* 9 (2010): 43

82. The effects of curcumin on diabetes mellitus: a systematic review / L. Marton, L. Pescinini, M. Camargo (et al), *Front Endocrinol* 12 (2021): 669448

83. Effects of diet-induced weight gain on insulin sensitivity and plasma hormone and lipid concentrations in horses / R. Carter, L. McCutcheon, L. George (et al.), *Am J Vet Res* 70 (2009): 1250–1258

84. Effects of docosahexaenoic acid (DHA)-rich microalgae supplementation on metabolic and inflammatory parameters in horses with equine metabolic syndrome / S. Elzinga, A. Betancourt, C. Stewart (et al.), *J Equine Vet Sci* 83 (2019): 102811

85. Effects of exercise training on adiposity, insulin sensitivity, and plasma hormone and lipid concentrations in overweight or obese, insulin-resistant horses / R. Carter, L. McCutcheon, E. Valle (et al.), *Am J Vet Res* 71 (2010): 314–321

86. Effects of incretin hormones on beta-cell mass and function, body weight, and hepatic and myocardial function / S. Mudaliar, R. Henry, *Am J Med* 123 (2010): 19–27

87. Effects of oral administration of levothyroxine sodium on serum concentrations of thyroid gland hormones and responses to injections of thyrotropin-releasing hormone in healthy adult mares / C. Sommardahl, N. Frank, S. Elliott (et al.), *Am J Vet Res* 66 (2005): 1025–1031

88. Effects of the insulin-sensitizing drug pioglitazone and lipopolysaccharide administration on insulin sensitivity in horses / J. Suagee, B. Corl, J. Wearn (et al.), *J Vet Intern Med* 25 (2011): 356–364

89. Effects of pituitary pars intermedia dysfunction and Prascend (pergolide tablets) treatment on endocrine and immune function in horses / A. Miller, A. Loynachan, H. Bush (et al.), *Domest Anim Endocrinol* 74 (2021): 106531

90. Effects of pretreatment with dexamethasone or levothyroxine sodium on endotoxin-induced alterations in glucose and insulin dynamics in horses / F. Tóth, N. Frank, R. Geor (et al.), *Am J Vet Res* 71 (2010): 60–68

91. Effects of soaking on the water-soluble carbohydrate and crude protein content of hay / A. Longland, C. Barfoot, P. Harris, *Vet Rec* 168 (2011): 618

92. Effects of the multi-compound complex in Corticosal in 177 horses with PPID in a retrospective veterinary questionnaire analysis in Germany / E. Schramm, A. Schwarz, H. Alber (et al.), *Pferdeheilkunde* 34 (2018): 538–549

93. The effect of trailering and dentistry on resting adrenocorticotropic hormone concentration in horses / J. Haffner, R. Hoffman, S. Grubbs, In: *Proc. of the 4th Global Equine Endocrine Symposium* (2020): 13

94. Efficacy of a novel palatable pergolide paste formulation for the treatment of pituitary pars intermedia dysfunction (PPID) in ponies / I. N. Maisonpierre, M. Sutton, *Equine Vet J* 50 (2018): 12–13

95. Efficacy of pergolide for the management of equine pituitary pars intermedia dysfunction : a systematic review / R. Tatum, C. McGowan, J. Ireland, *Vet J* 266 (2020): 105562

96. Efficacy of trilostane for the treatment of equine Cushing's syndrome / C. McGowan, R. Neiger, *Equine Vet J* 35 (2003): 414–418

97. Endocrine and metabolic dysregulation in laminitis: role of pituitary dysfunction / P. Johnson In: *Equine Laminitis* (2017): 134–140

98. Endocrine disease in aged horses / A. Durham, *Vet Clin North Am Equine Pract* 32 (2016): 301–315

99. Endocrine disorders and laminitis / E. Tadros, N. Frank, *Equine Vet Educ* 25 (2013): 152–162

100. Endocrine disorders of the equine athlete / N. Frank, *Vet Clin North Am Equine Pract* 34 (2018): 299–312

101. Endocrinopathic laminitis / N. Grenager, *Vet Clin North Am Equine Pract* 37 (2021): 619–638

102. Epidemiology of pituitary pars intermedia dysfunction : a systematic literature review of clinical presentation, disease prevalence and risk factors / J. Ireland, C. McGowan, *Vet J* 235 (2018): 22–33

103. Equine cushing-like syndrome: diagnosis and therapy in two cases / M. Sgorbini, D. Panzani, M. Maccheroni (et al.), *Vet Res Commun* 28 Suppl 1 (2004): 377–380

104. Equine Cushing's disease / P. McCue, *Vet Clin North Am Equine Pract* 18 (2002): 533–543

105. Equine Cushing's disease : differential regulation of beta-endorphin processing in tumors of the intermediate pituitary / W. Millington, N. Dybdal, R. Dawson (et al.), *Endocrinology* 123 (1988): 1598–1604

106. Equine Cushing's disease : plasma immunoreactive proopiolipomelanocortin peptide and cortisol levels basally and in response to diagnostic tests / D. Orth, M. Holscher, M. Wilson (et al.), *Endocrinology* 110 (1982): 1430–1441

107. Equine hyperlipidemias / H. McKenzie, *Vet Clin North Am Equine Pract* 27 (2011): 59–72

108. Equine insulin receptor and insulin-like growth factor-1 receptor expression in digital lamellar tissue and insulin target tissues / A. Kullmann, P. Weber, J. Bishop (et al.), *Equine Vet J* 48 (2016): 626–632

109. Equine laminitis: induced by 48 h hyperinsulinaemia in Standardbred horses / M. de Laat, C. McGowan, M. Sillence (et al.) *Equine Vet J* 42 (2010): 129–135

110. Equine laminitis: ultrastructural lesions detected in ponies following hyperinsulinaemia / A. Nourian, K. Asplin, C. McGowan (et al.), *Equine Vet J* 41 (2009): 671–677

111. Equine metabolic syndrome / N. Frank, R. Geor, S. Bailey (et al.), *J Vet Intern Med* 24 (2010): 467–475

112. Equine metabolic syndrome / N. Frank, *Vet Clin North Am Equine Pract* 27 (2011): 73–92

113. Equine metabolic syndrome in UK native ponies and cobs is highly prevalent with modifiable risk factors / H. Carslake, G. Pinchbeck, C. Mcgowan, *Equine Vet J* (2020): 923–934

114. The equine metabolic syndrome peripheral Cushing's syndrome / P. Johnson, *Vet Clin North Am Equine Pract* 18 (2002): 271–293

115. Equine metabool syndroom / P. Deprez, *Vlaams Diergeneeskundig Tijdschrift* 88 (2019): 113–120

116. Equine pituitary neoplasia : a clinical report of 21 cases (1990-1992) / J. van der Kolk, H. Kalsbeek, E. van Garderen (et al.), *Vet Rec* 133 (1993): 594–597

117. Equine pituitary pars intermedia dysfunction / D. McFarlane, *Vet Clin North Am Equine Pract* 27 (2011): 93–113

118. Equine pituitary pars intermedia dysfunction : a spontaneous model of synucleinopathy / J. Fortin, A. Hetak, K. Duggan (et al.), *Sci Rep* 11 (2021): 16036

119. Equine pituitary pars intermedia dysfunction : current perspectives on diagnosis and management / C. Spelta, *Vet Med (Auckl)* 6 (2015): 293–300

120. Equine pituitary pars intermedia dysfunction : current understanding and recommendations from the Australian and New Zealand Equine Endocrine Group / C. Secombe, S. Bailey, M. de Laat (et al.), *Aust Vet J* 96 (2018): 233–242

121. Evaluation of basal plasma alpha-melanocyte-stimulating hormone and adrenocorticotrophic hormone concentrations for the diagnosis of pituitary pars intermedia dysfunction from a population of aged horses / T. McGowan, G. Pinchbeck, C. McGowan, *Equine Vet J* 45 (2013): 66–73

122. Evaluation of combined testing to simultaneously diagnose pituitary pars intermedia dysfunction and insulin dysregulation in horses / R. Horn, F. Bertin, *J Vet Intern Med* 33 (2019): 2249–2256

123. Evaluation of dynamic testing for pituitary pars intermedia dysfunction diagnosis in donkeys / S. Mejia-Pereira, A. Perez-Ecija, B. Buchanan (et al.), *Equine Vet J* 51 (2019): 481–488

124. Evaluation of genetic and metabolic predispositions and nutritional risk factors for pasture-associated laminitis in ponies / K. Treiber, D. Kronfeld, T. Hess (et al.), *J Am Vet Med Assoc* 228 (2006): 1538–1545

125. Evaluation of plasma ACTH, alpha-melanocyte-stimulating hormone, and insulin concentrations during various photoperiods in clinically normal horses and ponies and those with pituitary pars intermedia dysfunction / J. Beech, R. Boston, D. McFarlane (et al.), *J Am Vet Med Assoc* 235 (2009): 715–722

126. Evaluation of suspected pituitary pars intermedia dysfunction in horses with laminitis / M. Donaldson, A. Jorgensen, J. Beech, *J Am Vet Med Assoc* 224 (2004): 1123–1127

127. Evaluation of the effects of age and pituitary pars intermedia dysfunction on corneal sensitivity in horses / C. Miller, M. Utter, J. Beech, *Am J Vet Res* 74 (2013): 1030–1035

128. Exercise-induced alterations in plasma concentrations of ghrelin, adiponectin, leptin, glucose, insulin, and cortisol in horses / M. Gordon, K. McKeever, C. Betros (et al.), *Vet J* 173 (2007): 532–540

129. Exposure to glyphosate- and/or mn/zn-ethylene-bis-dithiocarbamate-containing pesticides leads to degeneration of γ-aminobutyric acid and dopamine neurons in caenorhabditis elegans / R. Negga, J. Stuart, M. Machen (et al.), *Neurotox Res* 21 (2012): 281–290

130. Extrapituitary and pituitary pathological findings in horses with pituitary pars intermedia dysfunction : a retrospective study / C. Glover, L. Miller, N. Dybdal (et al.), *J Equine Vet Sci* 29 (2009): 146–153

131. Factors associated with survival, laminitis and insulin dysregulation in horses diagnosed with equine pituitary pars intermedia dysfunction / R. Horn, N. Bamford, T. Afonso (et al.), *Equine Vet J* 51 (2019): 440–445

132. Fecal egg counts after anthelmintic administration to aged horses and horses with pituitary pars intermedia dysfunction / D. McFarlane, G. Hale, E. Johnson (et al.), *J Am Vet Med Assoc* 236 (2010): 330–334

133. Genetics of equine endocrine and metabolic disease / E. Norton, M. McCue, *Vet Clin North Am Equine Pract* 36 (2020): 341–352

134. Glucocorticoid receptor immunoreactivity in the rat intermediate lobe / L. Bertini, M. Westphal, R. Kloet (et al.), *J Neuroendocrinol* 1 (1989): 465–471

135. Glucocorticoids and laminitis in horses / P. Johnson, N. Messer, D. Bowles (et al.), *Compendium on Continuing Education for the Practising Veterinarian* 26 (2004): 547–558

136. Glucocorticoids, metabolism and metabolic diseases / A. Vegiopoulos, S. Herzig, *Mol Cell Endocrinol* 275 (2007): 43–61

137. Glucose tolerance and insulin sensitivity in ponies and Standardbred horses / L. Jeffcott, J. Field, J. McLean (et al.), *Equine Vet J* 18 (1986): 97–101

138. The gut microbiome of horses : current research on equine enteral microbiota and future perspectives / A. Kauter, L. Epping, T. Semmler (et al.), *Anim Microbiome* 1 (2019): 14

139. Heritability of metabolic traits associated with equine metabolic syndrome in Welsh ponies and Morgan horses / E. Norton, N. Schultz, A. Rendahl (et al.), *Equine Vet J* 51 (2019): 475–480

140. Horse-factors influencing the seasonal increase in plasma acth secretion / A. Durham, In: *Proc. of the International Equine Endocrinology Summit by Havemeyer Foundation* (2017): 36–37

141. How does Cushing's disease relate to laminitis? : advances in diagnosis and treatment / N. Grenager, *J Equine Vet Sci* 30 (2010): 482–490

142. Hyperinsulinaemia increases vascular resistance and endothelin-1 expression in the equine digit / F. Gauff, B. Patan-Zugaj, T. Licka, *Equine Vet J* 45 (2013): 613–618

143. Hypothalamic-pituitary gland axis function and dysfunction in horses / S. Hurcombe, *Vet Clin North Am Equine Pract* 27 (2011): 1–17

144. Immune dysfunction in aged horses / D. McFarlane, *Vet Clin North Am Equine Pract* 32 (2016): 333–341

145. Immunocytochemical demonstration of proopiomelanocortin-derived peptides in pituitary adenomas of the pars intermedia in horses / M. Heinrichs, W. Baumgärtner, C. Capen, *Vet Pathol* 27 (1990): 419–425

146. Immunocytochemical localization of adrenocorticotropic hormone-immunoreactive cells of the pars intermedia in thoroughbreds / T. Okada, T. Shimomuro, M. Oikawa (et al.), *Am J Vet Res* 58 (1997): 920–924

147. Immunosenescence in horses / D. McFarlane, In: Proc. of the 59th Annual Convention of the American Association of Equine Practitioners (2013) 316

148. Improved insulin sensitivity in hyperinsulinaemic ponies through physical conditioning and controlled feed intake / J. Freestone, R. Beadle, K. Shoemaker (et al.), *Equine Vet J* 24 (1992): 187–190

149. An in vitro model of Parkinson's disease : linking mitochondrial impairment to altered alpha-synuclein metabolism and oxidative damage / T. Sherer, R. Betarbet, A. Stout (et al.), *J Neurosci* 22 (2002): 7006–7015

150. Inducing weight loss in native ponies : is straw a viable alternative to hay? / M. Dosi, R. Kirton, S. Hallsworth (et al.), *Vet Rec* 187 (2020): 60

151. Induction of laminitis by prolonged hyperinsulinaemia in clinically normal ponies / K. Asplin, M. Sillence, C. Pollitt (et al.), *Vet J* 174 (2007): 530–535

152. Inflammation, oxidative stress, and obesity / A. Fernández-Sánchez, E. Madrigal-Santillán, M. Bautista (et al.), *Int J Mol Sci* 12 (2011): 3117–3132

153. Inflammation: the common pathway of stress-related diseases / Y. Liu, Y. Wang, C. Jiang, *Front Hum Neurosci* 11 (2017): 316

154. Influence of dietary restriction and low-intensity exercise on weight loss and insulin sensitivity in obese equids / N. Bamford, S. Potter, C. Baskerville (et al.), *J Vet Intern Med* 33 (2019): 280–286

155. Influence of feeding status, time of the day, and season on baseline adrenocorticotropic hormone and the response to thyrotropin releasing hormone-stimulation test in healthy horses / E. Diez de Castro, I. Lopez, B. Cortes (et al.), *Domest Anim Endocrinol* 48 (2014): 77–83

156. Insulin dysregulation / N. Frank, E. Tadros, *Equine Vet J* 46 (2014): 103–112

157. Insulin resistance and hyperinsulinemia: is hyperinsulinemia the cart or the horse? / M. Shanik, Y. Xu, J. Skrha (et al.), *Diabetes Care* 31 (2008): S262-268

158. Insulinaemic and glycaemic responses to three forages in ponies / H. Carslake, C. Argo, G. Pinchbeck (et al.), *Vet J* 235 (2018): 83–89

159. Intravenous injection of insulin for measuring insulin sensitivity in horses : effects of epinephrine, feeding regimen, and supplementation with cinnamon for fish oil / L. Earl, *LSU Master's Theses 4144* (2011)

160. Investigation of rhythms of secretion and repeatability of plasma adrenocorticotropic hormone concentrations in healthy horses and horses with pituitary pars intermedia dysfunction / D. Rendle, E. Litchfield, J. Heller (et al.), *Equine Vet J* 46 (2014): 113–117

161. Involvement of constitutive (COX-1) and inducible cyclooxygenase (COX-2) in the adrenergic-induced ACTH and corticosterone secretion / J. Bugajski, R. Głód, A. Gadek-Michalska (et al.), *J Physiol Pharmacol* 52 (2001): 795–809

162. Is cinnamon efficacious for glycaemic control in type-2 diabetes mellitus? / S. Sharma, A. Mandal, R. Kant (e t al.), *J Pak Med Assoc* 70 (2020): 2065–2069

163. Lamellar pathology in horses with pituitary pars intermedia dysfunction / N. Karikoski, J. Patterson-Kane, E. Singer (et al.), *Equine Vet J* 48 (2016): 472–478

164. Laminitis and the equine metabolic syndrome / P. Johnson, C. Wiedmeyer, A. LaCarrubba (et al.), *Vet Clin North Am Equine Pract* 26 (2010): 239–255

165. Laminitis trust clinical trial using vitex in equine cushing's disease / R. Eustace

166. Localisation of 11 beta-hydroxysteroid dehydrogenase-tissue specific protector of the mineralocorticoid receptor / C. Edwards, P. Stewart, D. Burt (et al.), *Lancet* 2 (1988): 986–989

167. Long-term and short-term dopaminergic (cabergoline) and antidopaminergic (sulpiride) effects on insulin response to glucose, glucose response to insulin, or both, in horses / N. Arana Valencia, D. Thompson, E. Oberhaus, *J Equine Vet Sci* 59 (2017): 95–103

168. Long-term response of equids with pituitary pars intermedia dysfunction to treatment with pergolide / H. Schott, H. Rapson, J. Marteniuk (et al.), In: *Proc. of the 60th Annual Convention of the American Association of Equine Practitioners* (2014): 329

169. Markers of muscle atrophy and impact of treatment with pergolide in horses with pituitary pars intermedia dysfunction and muscle atrophy / H. Banse, A. Whitehead, D. McFarlane (et al.), *Domest Anim Endocrinol* 76 (2021): 106620

170. Measurement of C-peptide concentrations and responses to somatostatin, glucose infusion, and insulin resistance in horses / F. Tóth, N. Frank, T. Martin-Jiménez (et al.), *Equine Vet J* 42 (2010): 149–155

171. Mechanisms linking glucose homeostasis and iron metabolism toward the onset and progression of type 2 diabetes / J. Fernández-Real, D. McClain, M. Manco, *Diabetes Care* 38 (2015): 2169–2176

172. The Michigan Cushing's project / H. Scott, C. Coursen, S. Eberhart, In: *Proc. of the 47th Annual Convention of the American Association of Equine Practitioners* (2001): 22–24

173. Mitochondrial dysfunction and oxidative stress in neurodegenerative diseases / M. Lin, M. Beal, *Nature* 443 (2006): 787–795

174. Moderate dietary carbohydrate improves and high dietary fat impairs glucose tolerance in aged thoroughbred geldings / J. Pagan, In: *Proc. of the Australasian Equine Science Symposium* (2012): 20

175. A 'modified Obel' method for the severity scoring of (endocrinopathic) equine laminitis / A. Meier, M. de Laat, C. Pollitt (et al.), *PeerJ* 7 (2019): 7084

176. Mucuna pruriens in Parkinson disease: a double-blind, randomized, controlled, crossover study / R. Cilia, J. Laguna, E. Cassani (et al.), *Neurology* 89 (2017): 432–438

177. Nitration and increased alpha-synuclein expression associated with dopaminergic neurodegeneration in equine pituitary pars intermedia dysfunction / D. McFarlane, N. Dybdal, M.Donaldson (et al.), *J Neuroendocrinol* 17 (2005): 73–80

178. A novel technique for measuring hypothalamic and pituitary hormone secretion rates from collection of pituitary venous effluent in the normal horse / C. Irvine, S. Alexander, *J Endocrinol* 113 (1987): 183–192

179. Nutritional considerations when dealing with an obese adult equine / M. Shepherd, P. Harris, K. Martinson, *Vet Clin North Am Equine Pract* 37 (2021): 111–137

180. Nutritional considerations when dealing with an underweight adult or senior horse / N. Jarvis, H. McKenzie, *Vet Clin North Am Equine Pract* 37 (2021): 89–110

181. Nutritional management of the older horse / C.McG. Argo, *Vet Clin North Am Equine Pract* 32 (2016): 343–354

182. Obesity and corticosteroids: 11beta-hydroxysteroid type 1 as a cause and therapeutic target in metabolic disease / N. Morton, *Mol Cell Endocrinol* 316 (2010): 154–164

183. Occupational exposures and neurodegenerative diseases : a systematic literature review and meta-analyses / L. Gunnarsson, L. Bodin, *Int J Environ Res Public Health* 16 (2019): 337

184. Oral supplementation of magnesium aspartate hydrochloride in horses with Equine Metabolic Syndrome / H. Gehlen, J. Winter, R. Merle (et al.), *Pferdeheilkunde* 32 (2016): 372–377

185. Oxidative stress / C. Soffler, *Vet Clin North Am Equine Pract* 23 (2007): 135–157

186. Oxidative stress induced-neurodegenerative diseases : the need for antioxidants that penetrate the blood brain barrier / Y. Gilgun-Sherki, E. Melamed, D. Offen, *Neuropharmacology* 40 (2001): 959–975

187. Paradigm shifts in understanding equine laminitis / J. Patterson-Kane, N. Karikoski, C. McGowan, *Vet J* 231 (2018): 33–40

188. Pasture nonstructural carbohydrates and equine laminitis / A. Longland, B. Byrd, *J Nutr* 136 (2006): 2099S–2102S

189. Pathology of natural cases of equine endocrinopathic laminitis associated with hyperinsulinemia / N. Karikoski, C. McGowan, E. Singer (et al.), *Vet Pathol* 52 (2015): 945–956

190. Pathophysiology and clinical features of pituitary pars intermedia dysfunction / D. McFarlane, *Equine Vet Educ* 26 (2014): 592–598

191. Pergolide protects dopaminergic neurons in primary culture under stress conditions / G. Gille, W. Rausch, S. Hung (et al.), *J Neural Transm* (Vienna) 109 (2002): 633–643

192. Pharmacokinetics and bioavailability of metformin in horses / J. Hustace, A. Firshman, J. Mata, *Am J Vet Res* 70 (2009): 665–668

193. Pharmacokinetic and pharmacodynamic properties of pergolide mesylate following long-term administration to horses with pituitary pars intermedia dysfunction / D. McFarlane, H. Banse, H. Knych (et al.), *J Vet Pharmacol Ther* 40 (2017): 158–164

194. Pharmacokinetics and pharmacodynamics of pergolide mesylate after oral administration in horses with pituitary pars intermedia dysfunction / D. Rendle, G. Doran, J. Ireland (et al.), *Domest Anim Endocrinol* 68 (2019): 135–141

195. The pharmacologic basis for the treatment of endocrinopathic laminitis / A. Durham, *Vet Clin North Am Equine Pract* 26 (2010): 303–314

196. Pituitary gland neuroendocrinology / P. Malven, In: *Proc. of the 15th Annual Forum of the American College of Veterinary Internal Medicine* (1997): 462–467

197. Pituitary pars intermedia dysfunction / D. McFarlane, P. Johnson, H. Schott, In: *Equine Laminitis* (2017): 334–340

198. Pituitary pars intermedia dysfunction / N. Frank, In: *Robinson's Current Therapy in Equine Medicine, 7th ed.* (2015): 574–575

199. Pituitary pars intermedia dysfunction and metabolic syndrome in donkeys / H. Gehlen, B. Schwarz, C. Bartmann (et al.), *Animals (Basel)* 10 (2020): 2335

200. Pituitary pars intermedia dysfunction bij het paard : belangrijke aandachtspunten en recente ontwikkelingen / B. Broux, L. Lefere, G. van Loon, *Vlaams Diergeneeskundig Tijdschrift* 82 (2013): 44

201. Pituitary pars intermedia dysfunction : diagnosis and treatment / A. Durham, C. Mcgowan, K. Fey (et al.), *Equine Vet Educ* 26 (2014): 216–223

202. Pituitary pars intermedia dysfunction does not necessarily impair insulin sensitivity in old horses / L. Mastro, A. Adams, K. Urschel, *Domest Anim Endocrinol* 50 (2015): 14–25

203. Pituitary pars intermedia dysfunction : equine Cushing's disease / H. Schott, *Vet Clin North Am Equine Pract* 18 (2002): 237–270

204. Pituitary pars intermedia dysfunction in the horse. Part II : diagnosis and treatment. / N. Dybdal, M. Levy, In: *Proc. of the 15th Annual Forum of the American College of Veterinary Internal Medicine* (1997): 470–472

205. Pituitary-independent Cushing's syndrome in a horse / J. van der Kolk, J. IJzer, P. Overgaauw (et al.), *Equine Vet J* 33 (2001): 110–112

206. Plasma steroid profiles before and after ACTH stimulation test in healthy horses / A. Kirchmeier, A. van Herwaarden, J. van der Kolk (et al.), *Domest Anim Endocrinol* 72 (2020): 106419

207. Polyuria and polydipsia in horses / E. McKenzie, *Vet Clin North Am Equine Pract* 23 (2007): 641–653

208. A potential link between insulin resistance and iron overload disorder in browsing rhinoceroses investigated through the use of an equine model / B. Nielsen, M. Vick, P. Dennis, *J Zoo Wildl Med* 43 (2012): 61–65

209. A potential role for lamellar insulin-like growth factor-1 receptor in the pathogenesis of hyperinsulinaemic laminitis / M. de Laat, C. Pollitt, M. Kyaw-Tanner (et al.), *Vet J* 197 (2013): 302–306

210. Prediction of incipient pasture-associated laminitis from hyperinsulinaemia, hyperleptinaemia and generalised and localised obesity in a cohort of ponies / R. Carter, K. Treiber, R. Geor (et al.), *Equine Vet J* 41 (2009): 171–178

211. Prevalence and analysis of equine periodontal disease, diastemata and peripheral caries in a first-opinion horse population in the UK / H. Nuttall, P. Ravenhill, *Vet J* 246 (2019): 98–102

212. Prevalence and risk factors for hyperinsulinaemia in ponies in Queensland, Australia / R. Morgan, T. McGowan, C. McGowan, *Aust Vet J* 92 (2014): 101–106

213. The prevalence of endocrinopathic laminitis among horses presented for laminitis at a first-opinion/referral equine hospital / N. Karikoski, I. Horn, T. McGowan (et al.), *Domest Anim Endocrinol* 41 (2011): 111–117

214. Prevalence, risk factors and clinical signs predictive for equine pituitary pars intermedia dysfunction in aged horses / T. Mcgowan, G. Pinchbeck, C. Mcgowan, *Equine Vet J* 45 (2013): 74–79

215. Prevalence, survival analysis and multimorbidity of chronic diseases in the general veterinarian-attended horse population of the UK / C. Welsh, M. Duz, T. Parkin (et al.), *Prev Vet Med* 131 (2016): 137–145

216. Proconvulsant potential of cyproheptadine in experimental animal models / D. Singh, R. Goel, *Fundam Clin Pharmacol* 24 (2010): 451–455

217. Profiles of pro-opiomelanocortin and encoded peptides, and their processing enzymes in equine pituitary pars intermedia dysfunction / J. Carmalt, S. Mortazavi, R. McOnie (et al.), *PLoS One* 13 (2018): e0190796

218. Proopiolipomelanocortin peptides in normal pituitary, pituitary tumor, and plasma of normal and Cushing's horses / M. Wilson, W. Nicholson, M. Holscher (et al.), *Endocrinology* 110 (1982): 941–954

219. Prospective cohort study evaluating risk factors for the development of pasture-associated laminitis in the United Kingdom / N. Menzies-Gow, P. Harris, J. Elliott, *Equine Vet J* 49 (2017): 300–306

220. Psyllium lowers blood glucose and insulin concentrations in horses / S. Moreaux, J. Nichols, J. Bowman (et al.), *J Equine Vet Sci* 31 (2011): 160–165

221. Rat intermediate lobe in culture : dopaminergic regulation of POMC biosynthesis and cell proliferation / D. Gehlert, J. Bishop, M. Schafer (et al.), *Peptides* 9 (1988): 161–168

222. Recommendations for the diagnosis and treatment of equine metabolic syndrome (EMS) / The Equine Endocrinology Group (2020)

223. Recommendations for the diagnosis and treatment of pituitary pars intermedia dysfunction (PPID) / The Equine Endocrinology Group (2021)

224. The regulation of muscle mass by endogenous glucocorticoids / T. Braun, D. Marks, *Front Physiol* 6 (2015): 12

225. Relationship between endogenous plasma adrenocorticotropic hormone concentration and reproductive performance in Thoroughbred broodmares / T. Tsuchiya, R. Noda, H. Ikeda (et al.), *J Vet Intern Med* 35 (2021): 2002–2008

226. Relationship between intracellular free magnesium concentration and the degree of insulin resistance in horses with equine metabolic syndrome / J. Winter, E. Müller, G. Sponder (et al.), *Pferdeheilkunde Equine Medicine* 36 (2020): 325–332

227. Relationships of inflamm-aging with circulating nutrient levels, body composition, age, and pituitary pars intermedia dysfunction in a senior horse population / M. Siard-Altman, P. Harris, A. Moffett-Krotky (et al.), *Vet Immunol Immunopathol* 221 (2020): 110013

228. Restoring pars intermedia dopamine concentrations and tyrosine hydroxylase expression levels with pergolide : evidence from horses with pituitary pars intermedia dysfunction / J. Fortin, M. Benskey, K. Lookingland (et al.), *BMC Vet Res* 16 (2020): 356

229. Results of a combined dexamethasone suppression/thyrotropin-releasing hormone stimulation test in healthy horses and horses suspected to have a pars intermedia pituitary adenoma / H. Eiler, J. Oliver, F. Andrews (et al.), *J Am Vet Med Assoc* 211 (1997): 79–81

230. The role of dopaminergic neurodegeneration in equine pituitary pars intermedia dysfunction (equine Cushing's disease). / D. McFarlane, M. Donaldson, T. Saleh (et al.), In: *Proc. of the 49th Annual Connvention of the American Association of Equine Practitioners* (2003): 233–237

231. Role of melanocortin in the long-term regulation of energy balance : lessons from a seasonal model / S. Schuhler, F. Ebling, *Peptides* 27 (2006): 301–309

232. The safety and efficacy in horses of certain nutraceuticals that claim to have health benefits / I. Vervuert, M. Stratton-Phelps, *Vet Clin North Am Equine Pract* 37 (2021): 207–222

233. Sarcopenia : characteristics, mechanisms and functional significance / M. Narici, N. Maffulli, *Br Med Bull* 95 (2010): 139–159

234. Seasonal changes in plasma adrenocorticotropic hormone and α-melanocyte-stimulating hormone in response to thyrotropin-releasing hormone in normal, aged horses / R. Funk, A. Stewart, A. Wooldridge (et al.), *J Vet Intern Med* 25 (2011): 579–585

235. Seasonal patterns of circulating β-endorphin, adrenocorticotropic hormone and cortisol levels in pregnant and barren mares. / E. Fazio, P. Medica, A. Ferlazzo, *Bulg J Vet Med* (2009): 125–135

236. Seasonal variation in serum concentrations of selected metabolic hormones in horses / N. Place, C. McGowan, S. Lamb (et al.), *J Vet Intern Med* 24 (2010): 650–654

237. Serum insulin concentrations in horses with equine Cushing's syndrome : response to a cortisol inhibitor and prognostic value / C. McGowan, R. Frost, D. Pfeiffer (et al.), *Equine Vet J* 36 (2004): 295–298

238. Spirulina platensis improves mitochondrial function impaired by elevated oxidative stress in adipose-derived mesenchymal stromal cells (ASCS) and intestinal epithelial cells (iecs), and enhances insulin sensitivity in equine metabolic syndrome (EMS) horses / D. Nawrocka, K. Kornicka, A. Śmieszek (et al.), *Mar Drugs* 15 (2017): 237

239. Spontaneous rupture of Achilles tendon: missed presentation of Cushing's syndrome / A. Mousa, S. Jones, A. Toft (et al.), *BMJ* 319 (1999): 560–561

240. Sulfur amino acids in Cushing's disease: insight in homocysteine and taurine levels in patients with active and cured disease / A. Faggiano, D. Melis, R. Alfieri (et al.), *J Clin Endocrinol Metab* 90 (2005): 6616–6622

241. Suspensory ligament degeneration associated with pituitary pars intermedia dysfunction in horses / S. Hofberger, F. Gauff, T. Licka, *Vet J* 203 (2015): 348–350

242. Sustained, low-intensity exercise achieved by a dynamic feeding system decreases body fat in ponies / M. de Laat, B. Hampson, M. Sillence (et al.), *J Vet Intern Med* 30 (2016): 1732–1738

243. Systemic and pituitary pars intermedia antioxidant capacity associated with pars intermedia oxidative stress and dysfunction in horses / D. McFarlane, A. Cribb, *Am J Vet Res* 66 (2005): 2065–2072

244. The oral glucose test predicts laminitis risk in ponies fed a diet high in nonstructural carbohydrates / A. Meier, M. de Laat, D. Reiche (et al.), *Domest Anim Endocrinol* 63 (2018): 1–9

245. Therapeutics for equine endocrine disorders / A. Durham, *Vet Clin North Am Equine Pract* 33 (2017): 127–139

246. Treatment of equine metabolic syndrome : a clinical case series / R. Morgan, J. Keen, C. McGowan, *Equine Vet J* 48 (2016): 422–426

247. Treatment with pergolide or cyproheptadine of pituitary pars intermedia dysfunction (equine Cushing's disease) / M. Donaldson, B. LaMonte, P. Morresey (et al.), *J Vet Intern Med* 16 (2002): 742–746

248. Update on equine odontoclastic tooth resorption and hypercementosis / L. Limone, *Vet Clin North Am Equine Pract* 36 (2020): 671–689

249. Use of the chasteberry preparation Corticosal for the treatment of pituitary pars intermedia dysfunction in horses / Z. Bradaric, A. May, H. Gehlen, *Pferdeheilkunde* 29 (2013): 721–728

250. Values for triglycerides, insulin, cortisol, and ACTH in a herd of normal donkeys / S. Dugat, T. Taylor, N. Matthews (et al.), *J Equine Vet Sci* 30 (2010): 141–144

251. Variation in plasma adrenocorticotropic hormone concentration and dexamethasone suppression test results with season, age, and sex in healthy ponies and horses / M. Donaldson, S. McDonnell, B. Schanbacher (et al.), *J Vet Intern Med* 19 (2005): 217–222

252. Vitamin B12-impaired metabolism produces apoptosis and Parkinson phenotype in rats expressing the transcobalamin-oleosin chimera in substantia nigra / C. Orozco-Barrios, S. Battaglia-Hsu, M. Arango-Rodriguez (et al.), *PLoS One* 4 (2009): 8268

253. Welfare, quality of life, and euthanasia of aged horses / C. McGowan, J. Ireland, *Vet Clin North Am Equine Pract* 32 (2016): 355–367

254. What's new in old horses? : postmortem diagnoses in mature and aged equids / M. Miller, G. Moore, F. Bertin (et al.), *Vet Pathol* 53 (2016): 390–398

255. Weight loss resistance: a further consideration for the nutritional management of obese equidae / C. Argo, G. Curtis, D. Grove-White (et al.), *Vet J* 194 (2012): 179–188

WEBSITES

- ecirhorse.org
- ker.com
- rossdales.com
- safergrass.org
- thehorse.com
- thelaminitissite.org
- vetfolio.com

FOTOGRAFEN

- Advanced Equine Therapies
- Anna Armbrust
- Barabara Trotman
- Cedric Coucke
- Christoph van Horst
- Classic Equine Equipment
- Cynthia Cooper
- David Selbert
- Donna Nyland
- Duplo
- Flash Dantz
- Jaqueline Verhagen
- Jiří Novák
- Kady Mauro
- Karin Schouwenburg
- Mandy Fontana
- Marsha Brouwer
- Michael Frank
- Michael Kesl
- Mirjam van Hoorn
- Mulography
- Myhre Equine Clinic
- Nikke de Kerf
- PaardEerlijk
- Pat Whelen
- Pavel Anoshin
- Pavel Šinkyrík
- Redwings Horse Sanctuary
- Robert Dlesk
- Rodnae Productions
- Rodolfo Quirós
- Royal Veterinary College, Londen
- Soft-ride
- University of Veterinary Medicine Hanover, Clinic for horses
- Valley Vet Supply
- Vladimír Motyčka
- W. Ellenberger
- Zefanja Vermeulen

WOORDENLIJST

Woorden die vaker voorkomen in dit boek of die in de tekst niet verder gespecificeerd zijn, staan hier opgenomen met een beperkte definitie. Dit wil zeggen dat zij gedefinieerd zijn binnen het kader van het onderwerp van dit boek. De cursief gedrukte woorden in de beschrijvingen staan elders in de woordenlijst uitgelegd.

ACTH
Adrenocorticotroop Hormoon. Een *hormoon* dat door de *adenohypofyse* wordt afgescheiden. De ACTH in de middenkwab wordt verder voor het grootste deel opgesplitst in *alfa-MSH* en *CLIP*.

ADENOHYPOFYSE
Overkoepelende term voor de voor- en de middenkwab van de *hypofyse*.

ADENOOM
Klierweefselgezwel.

ADIPOKINE
Hormoon geproduceerd door vetcellen dat o.a. een rol speelt op het gebied van het afweersysteem en de eetlust.

ADIPONECTINE
Een *adipokine* die de *insuline*gevoeligheid van het lichaam verhoogt.

ADIPOSITAS
Vorm van overgewicht waarbij er sprake is van abnormale vetophopingen en -verdeling.

ADRENALINE
Hormoon en *neurotransmitter* die o.a. invloed heeft op de bloedsuikerspiegel.

ALFA-MSH
Alfa-Melanocyt-Stimulerend Hormoon. Een *hormoon* dat afgesplitst wordt uit *ACTH*.

ALVLEESKLIER
Gemengde klier in de twaalfvingerige darm die *hormonen*, waaronder *insuline*, afscheidt om de afbraak van bepaalde voedingsstoffen te bevorderen. Ook pancreas genoemd.

ANTIOXIDANT
Stof die de oxidatie van de cellen door *vrije radicalen* vermindert.

BASALE MEMBRAAN
Bindweefselvlies dat de *vlees-* en *hoornlamellen* in de hoef aan elkaar hecht.

BCS
Body Condition Score. Beoordelingssysteem om de lichaamsconditie c.q. vetafzetting van paarden te classificeren.

BETA-ENDORFINE
Een *hormoon* dat afgesplitst wordt uit *POMC*.

BIJNIEREN
Kleine hormoonklieren die op de nieren liggen.

BIJNIERVERGROTING
Een ziekelijke vergroting van de *bijnieren* als gevolg van *hyperplasie* en *hypertrofie*.

BIOMARKER
Een meetbare indicator (aanwijzing) van een biologische toestand of conditie. Dit kan een traceerbare, door de onderzoeker ingebrachte stof zijn, maar ook een lichaamseigen stof die een bepaalde ziektetoestand aangeeft, zoals antilichamen die een infectie aantonen.

BLOEDPLASMA
Het vloeibare gedeelte van het bloed, zonder de bloedcellen en -plaatjes.

BLOEDSERUM
Heldergele vloeistof die overblijft als men *bloedplasma* laat stollen en het stolsel centrifugeert.

CIRCADIAANS RITME
Biologisch ritme waarvan de cyclus ongeveer 24 uur duurt. Bijvoorbeeld het slaap-waakritme van de mens.

CLIP
Corticotropin-Like Intermediate lobe Peptide. Een *hormoon* dat afgesplitst wordt uit *ACTH*.

CNS
Cresty Neck Score. Beoordelingssysteem om de halsomvang en daarmee overgewicht van paarden te classificeren.

CORTICOTROOP
Hormoonproducerende cel in de voorkwab van de *hypofyse*.

CORTICOSTEROÏDEN
Bijnierschorshormonen. Onder te verdelen in *glucocorticoïden* en mineralocorticoïden. In het kader van PPID zijn het vooral de glucocorticoïden die betrokken zijn.

CORTISOL
Bijnierschorshormoon uit de groep *glucocorticoïden*.

CORTISOLDYSREGULATIE
Overkoepelende term voor afwijkingen in het *cortisolmetabolisme*, waaronder *hypercortisolemie*.

CORTISOLKLARING
Afbraak en verwijdering van *cortisol* uit het lichaam.

CORTISOLMETABOLISME
Het geheel van chemische processen in het lichaam waarbij *cortisol* een rol speelt.

CYTOKINE
Eiwit dat een rol speelt in het afweersysteem.

DOPAMINE
Hormoon en *neurotransmitter* die de middenkwab van de *hypofyse* aanstuurt bij de aanmaak van een groep hormonen die *melanocortines* worden genoemd. Het remt de productie ervan.

DOPAMINE-AGONIST
Een stof die qua werking op *dopamine* lijkt en daardoor dopamine*receptor*en activeert.

DOPAMINERG
Dat wat *dopamine* vrijmaakt, activeert of erdoor beïnvloed wordt.

EMS
Equine Metabool Syndroom. Een verzameling met elkaar samenhangende stofwisselingsproblemen.

ENDOCRINOPATHIE
Ziekte veroorzaakt door de verkeerde werking van een of meer hormoonklieren.

ENDOCRINOPATHISCHE HOEFBEVANGENHEID
Hoefbevangenheid die optreedt als gevolg van hormonale problemen. Daarom ook hormoongerelateerde hoefbevangenheid genoemd.

ENZYM
Een eiwit dat een chemische reactie veroorzaakt, mogelijk maakt of versnelt.

EOK
Ethanoloplosbare Koolhydraten. Enkel- en tweevoudige suikers.

FRUCTAAN
Bepaald soort *WOK*. Samengesteld koolhydraat.

FSH
Follikelstimulerend *Hormoon*. Voortplantingshormoon.

GLUCOCORTICOÏDEN
Een bepaalde groep *corticosteroïden*. Circa 95% van de glucocorticoïden is *cortisol*. Er bestaan ook synthetische varianten van deze lichaamseigen *hormonen* die als medicijn gebruikt worden.

GLUCOSE
Bepaald soort *EOK*. Enkelvoudige suiker.

GLUCOSEMETABOLISME
Het geheel van chemische processen in het lichaam waarbij *glucose* een rol speelt.

HALFWAARDETIJD
De tijd die nodig is om de hoeveelheid van het geneesmiddel in het bloed te halveren. Het is een indicator van de werkingsduur.

HOEFBEVANGENHEID
Een ziektetoestand waarbij de verbinding tussen de *vlees-* en *hoornlamellen* van de hoef zo beschadigd raakt dat deze twee niet langer bij elkaar gehouden worden. De verbinding tussen de hoefwand en het hoefbeen verbreekt.

HOORNLAMEL
Dunne strook opperhuidweefsel gevormd op de binnenzijde van de hoefwand, dat een essentiële rol speelt bij de hechting van de hoefwand aan de interne hoef.

HORMOON
Stof die in het lichaam wordt gevormd door een aantal organen, die via zenuwen of via de bloedstroom bepaalde organen en weefsels bereikt en daar invloed op uitoefent.

HYPERCORTISOLEMIE
Een verhoogde hoeveelheid *cortisol* in het bloed.

HYPERGLYKEMIE
Een verhoogde hoeveelheid *glucose* in het bloed.

HYPERINSULINEMIE
Een verhoogde hoeveelheid *insuline* in het bloed als gevolg van een te hoge insulineproductie en een te lage *insulineklaring*.

HYPERLEPTINEMIE
Een verhoogde hoeveelheid *leptine* in het bloed.

HYPERLIPIDEMIE
Een verhoogde hoeveelheid vetten in het bloed.

HYPERPLASIE
Het opzwellen van een orgaan door abnormale celvermeerdering.

HYPERTRICHOSE
Abnormale, dikke, krullende en lange beharing als gevolg van een verstoring van de groeicyclus van het haar.

HYPERTRIGLYCERIDEMIE
Een vorm van *hyperlipidemie* waarbij er sprake is van een verhoogde hoeveelheid *triglyceriden* in het bloed.

HYPERTROFIE
Het opzwellen van een orgaan door abnormale celvergroting.

Hypo-adiponectinemie

Een verlaagde hoeveelheid *adiponectine* in het bloed.

Hypofyse

Hormoonklier onderaan de hersenen, die stimulerende *hormonen* afscheidt. Ook hersenaanhangsel genoemd.

Hypofysevergroting

Het opzwellen van de *hypofyse* als gevolg van *hyperplasie* en *hypertrofie*.

Hypothalamus

Deel van de tussenhersenen dat direct boven de *hypofyse* ligt en deze aanstuurt.

Hypothalamus-hypofyse-bijnier-as

Het geheel van directe (neuro)hormonale invloeden en terugkoppelingen tussen de *hypothalamus, hypofyse* en *bijnieren*. Ook bekend onder Engelse afkorting HPA-as (Hypothalamic-Pituitary-Adrenal axis).

IGF-1

Insuline-achtige Groeifactor 1. Een *hormoon* dat o.a. verantwoordelijk is voor de groei van cellen en weefsels.

Insuline

Hormoon dat door de *alvleesklier* geproduceerd wordt. Het reguleert het *glucosemetabolisme*.

Insulinedysregulatie

Overkoepelende term voor afwijkingen in het *insulinemetabolisme*.

Insulineklaring

Afbraak en verwijdering van *insuline* door de lever en de nieren.

Insulinemetabolisme

Het geheel van chemische processen in het lichaam waarbij *insuline* een rol speelt. Met name *hyperinsulinemie* en *insulineresistentie*.

Insulineresistentie

Toestand waarbij het lichaam niet goed reageert op *insuline*. Hierdoor wordt bloedsuiker niet optimaal opgenomen en blijft de bloedsuikerspiegel te hoog.

IU/L

International Units per Liter. Farmaceutische maateenheid voor een relatieve hoeveelheid van een stof.

Katabolisme

Vorm van *metabolisme* waarbij tot het eigen weefsel behorende materie wordt afgebroken.

Klinisch beeld

Het geheel van objectief waarneembare kenmerken (*klinische verschijnselen*) van een stoornis, syndroom of ziekte.

KLINISCH VERSCHIJNSEL
Een eigenschap van een aandoening, die objectief vast te stellen is.

LAAGGRADIGE ONTSTEKING
Chronische staat van ontsteking van het lichaam. Het afweersysteem is continu actief, maar op een zo laag niveau dat er geen klassieke ontstekingsverschijnselen optreden.

LEPTINE
Eetlustregulerend *hormoon*, behorend tot de *adipokines*.

LEPTINEDYSREGULATIE
Overkoepelende term voor afwijkingen in het *leptinemetabolisme*. Met name *hyperleptinemie* en *leptineresistentie*.

LEPTINEMETABOLISME
Het geheel van chemische processen in het lichaam waarbij *leptine* een rol speelt.

LEPTINERESISTENTIE
Toestand waarbij het lichaam niet goed reageert op *leptine*.

LH
Luteïniserend *Hormoon*. Voortplantingshormoon.

MELANOCORTINES
Een groep *hormonen*, waaronder *ACTH, alfa-MSH, CLIP* en *beta-endorfine*, die door de *hypofyse* worden geproduceerd.

MELANOTROOP
Hormoonproducerende cel in de middenkwab van de *hypofyse*.

METABOLISME
Het geheel van fysieke en chemische processen die plaatsgrijpen in levende cellen ten behoeve van het in stand houden, de afbraak en opbouw van weefsel en de productie van energie.

MICROBIOOM
Het geheel van bacteriën, eencelligen, gisten, parasieten en virussen in o.a. de darmen.

NEURODEGENERATIEVE AANDOENING
Progressieve aantasting van een deel van het zenuwstelsel.

NEUROTRANSMITTER
Lichaamseigen chemische stof die zenuwprikkels overdraagt tussen (zenuw)cellen.

NSAID's
Niet-Steroïde Anti-Inflammatoire Drugs. Bepaalde groep pijnstillende en ontstekingsremmende medicijnen.

NSK
Niet-Structurele Koolhydraten. *WOK* en zetmeel.

OBESITAS
Vorm van overgewicht waarbij het vet min of meer gelijkmatig verdeeld is over het lichaam.

OSTEOPOROSE
Gevorderd stadium van botdeminera-
lisatie. Ook botontkalking genoemd.

OXIDATIEVE STRESS
Celschade als gevolg van een teveel
aan zuurstofverbindingen in een cel.

PARODONTITIS
Een categorie ontstekingsaandoeningen die het steunweefsel van de tanden aantasten.

PERGOLIDE
Een stof die qua werking op *dopamine*
lijkt. Hij activeert de dopamine*receptoren* in de *hypofyse,* waardoor de afgifte
van *melanocortines* geremd wordt.

POMC
Pro-Opiomelanocortine. Een eiwit c.q.
pro-hormoon dat door *melanotropen* en
corticotropen geproduceerd wordt.

PPID
Pituitary Pars Intermedia Dysfunction. *Neurodegeneratieve aandoening*
van *dopamine*-producerende zenuwen
van de *hypothalamus,* die leidt tot
verlies van *dopaminerge* remming
van de middenkwab van de *hypofyse,*
een chronische overproductie van uit
POMC afgeleide *hormonen* (en vergroting van hun biologische activiteit),
welke betrokken zijn bij de ontwikkeling van *klinische verschijnselen* van de
aandoening. *Hypofysevergroting* kan
in een laat stadium van de ziekte tot
neurologische problemen leiden.

PRO-HORMOON
Een voorloper van een *hormoon.*
Het heeft zelf meestal geen of slechts
minimale hormonale werking.

PROLACTINE
Hormoon dat door de voorkwab van
de *hypofyse* afgescheiden wordt.
De remming van afgifte ervan staat
onder controle van de *hypothalamus*
door de werking van *dopamine.*

RECEPTOR
Onderdeel van een cel, dat gespecialiseerd is in het opnemen van (hormonale) prikkels en het opwekken
van een reactie onder invloed van
die prikkels.

REFERENTIEWAARDEN
Twee uiterste waarden waarbinnen de
uitkomsten van een (bloed)onderzoek
aanvaardbaar of normaal zijn.

SEIZOENSGEBONDEN STIJGING
Verhoging van *ACTH* en de afgeleide
melanocortines alfa-MSH en *CLIP*
van midden-juli tot en met midden-
november, met een piek in september-
oktober. *Beta-endorfine* kent waarschijnlijk ook deze verhoging.

SEROTONINE
Hormoon en *neurotransmitter* die
o.a. invloed heeft op de slaapcyclus,
seksuele activiteit en eetlust. Het
speelt ook een rol bij de verwerking
van pijnprikkels.

SIRS-GERELATEERDE
HOEFBEVANGENHEID
Hoefbevangenheid die optreedt als
gevolg van gifstoffen in de bloedbaan.

SUBKLINISCH
Vroeg stadium van een aandoening,
zonder herkenbare of waarneembare
klinische verschijnselen.

TRAUMATISCHE HOEFBEVANGENHEID
Hoefbevangenheid die optreedt als gevolg van zware, langdurige, repetitieve
of verkeerde belasting van de hoeven
op harde ondergrond.

TRH
Thyrotropin-Releasing Hormone
(thyrotropine-vrijmakend hormoon).
Door de *hypothalamus* geproduceerd
hormoon dat de *hypofyse* aanzet tot het
produceren van hormonen.

TRIGLYCERIDE
Bepaald type vet.

VLEESLAMEL
Dunne strook lederhuidweefsel
gevormd op de buitenzijde van de
hoeflederhuid, dat een essentiële rol
speelt bij de hechting van de hoefwand aan de interne hoef.

VRIJE RADICAAL
Schadelijk moleculair bijproduct van
het normale *metabolisme,* ontstekingen, medicijnen, achtergebleven
pesticiden op voedsel, zware inspanningen, stress, *obesitas* en *adipositas.*

WOK
Wateroplosbare Koolhydraten.
EOK en *fructaan.*

INDEX

A

abces, *zie:* hoefabces

acepromazine 100

achterkwab (hypofyse) 16, 31

ACTH 17, 23, 54, 107, 110, 117, 124, 125, 138, 152

ACTH-bepaling 74

ACTH-stimulatietest 88

adenohypofyse 16

adenoom 21, 25, 90, 93, 108

adipokine 43, 62

adiponectine 43, 87, 109, 125, 151

adiponectinebepaling 87

adipositas 31, 42, 106, 123, *zie ook:* overgewicht

adrenaline 19, 85, 153

adrenocorticotroop hormoon, *zie:* ACTH

adrenomegalie, *zie:* bijniervergroting

afvallen, *zie:* gewichtsbeheersing

agressie 100

albumine 24

alfalfa, *zie:* luzernehooi

alfa-melanocyt-stimulerend hormoon, *zie:* alfa-MSH

alfa-MSH 18, 23, 29, 32, 36, 53, 54, 78, 79

alfa-MSH-bepaling 82

alfa-synucleïne 63

alvleesklier 18, 41

aminozuur 114, 120, 147

anamnese 66

androgeen 19, 30

anorexie 54, 99, 101

antibiotica, *zie:* antibiotisch medicijn

antibiotisch medicijn 102, 133, 135, 147

antioxidant 57, 59, 108, 110, 111, 132

antioxidant-enzym 59

apathie 32, 72, 92, 99, 102, 106

artrose 46, 80, 121, 148

ataxie 39, 101

autopsie 90

B

baarmoederontsteking 36, 38, 60

balancer 113, 128

basale membraan 49, 51, 52, 54, 104, 153

BCS 68, 131

bespiering, *zie:* spieratrofie

bètacel 41

beta-endorfine 18, 23, 30, 33, 36, 46, 54, 65, 78, 100

beta-endorfinebepaling 82

bietenpulp 120, 122, 123

bijholteontsteking 36, 135

bijnieren 19, 21, 84, 88

bijnierschors 17

bijniervergroting 21, 54, 88, 102

bijwerking 96, 99, 101

biks 119, 125

biologische activiteit 24, 33, 63, 74, 105

blaasontsteking 36

blindheid 39

bloedsuikerspiegel 41, 43, 52

bloedsuikerverlagend medicijn 104

bloedvergiftiging 146

bloedvervetting, *zie:* hyperlipidemie

bodem 114, 131

bodemanalyse 114

body condition score, *zie:* BCS

breedspectrum supplement, *zie:* balancer

bromocriptine 101

buut, *zie:* fenylbutazon

C

calcium 120, 122

CBG 24

Celance™ 95

chroom 59

circadiaans ritme 79, 88

CLIP 18, 23, 53, 78

CNS 68, 131

corticosteroïde 17, 69

corticosteroïde (synthetisch) 21, 34, 84, 104

corticosteron 24

corticotroop 17

corticotropin-like intermediate lobe peptide, *zie:* CLIP

cortisol 17, 19, 21, 24, 29, 31, 35, 36, 38, 50, 52, 84, 85, 102, 104, 110, 138, 152

cortisolbepaling 88

cortisolbindend globuline, *zie:* CBG

cortisoldysregulatie 24, 130

cortisolklaring 25

cortisolmetabolisme 24

cortisol, ongebonden 42

cortisolreceptor 23

cortison 24, 25

cresty nek score, *zie:* CNS

curcumine 108

cyproheptadine 101

D

D2-receptor 16, *zie ook:* dopaminereceptor

darm 41, 60, 120, 133

darmflora, *zie:* microbioom

deken 134

dermale lamel, *zie:* vleeslamel

dexamethasonsuppressietest, *zie:* DST

diarree 100

diastema 135

diepe buigpees 141, 144, 148

domperidon 85, 100

domperidonresponstest 85

dopamine 15, 23, 33, 63, 93, 102

dopamine-agonist 93

dopamine-antagonist 85, 100

dopaminereceptor 16, 93, 108, *zie ook:* D2-receptor

dosering (pergolide) 95, 108

3-nitrotyrosine 58

drinkwater 114

droge stof 118, 124

DS, *zie:* droge stof

DST 84

duivelsklauw 111

E

echinacea 109

eetlust 32, 99, *zie ook:* anorexie

EHV 136

eiwit 59, 114, 120, 121, 127

eiwit-aggregatie 63

11-b-HSD1 25

EMS 40, 42, 44, 62, 68, 85, 94, 109, 125, 151

endocrinopathische hoefbevangenheid 50, 68, 126, 138

endotheel 52

enzymremmend medicijn 102

EOK 53, 125, 126, 130

EOTRH 60, 80, 135

epidermale lamel, *zie:* hoornlamel

epilepsie 39, 101

Equipalazone™ 103

ESC, *zie:* EOK

ESPA 35

esparcette 120

ethanoloplosbare koolhydraten, *zie:* EOK
euthanasie 45, 130, 153
ezel 29, 31, 44, 68, 79, 81, 85

F
fenegriek 110
fenylbutazon 103, 111
flare 52, 139
fosfor 120, 122
foutnegatieve uitslag 73
foutpositieve uitslag 73
fructaan 126, 131
FSH 38
fytotherapie 105

G
gebit 32, 68, 121, 127, 134, *zie ook:* EOTRH
gedragsverandering 32, 100
gember 109
gewichtsbeheersing 125, 129
gewichtsverlies 32, 92, 105, 123, 129, 151,
    zie ook: ondergewicht
gifstof 40, 59
giftige plant 60
ginkgo biloba 109
GIP 41
GLP-1 41
glucocorticoïde 24, 33
glucosebepaling 87
glucose-concentratietest,
    zie: orale glucosetolerantietest
glutathione peroxidase 58
glycogeen 41
glycosurie 30
glyfosaat 61
graan 119, 125
gras 40, 53, 113, 115, 116, 122, 127, 133
grasbrok 120, 122, 129
graszaadhooi 128

H
haken (gebit) 134
hangbuik 68, 94, 99, 123, *zie ook:* spieratrofie
hemidesmosoom 49, 51, 52, 153
hengst 14, 81
hengstigheid 37, 94
hersenaanhangsel, *zie:* hypofyse
HI, *zie:* hyperinsulinemie
hirsutisme 30, *zie ook:* hypertrichose
hoefabces 36, 51, 144, 146
hoefbeen 47, 139
hoefbeenkanteling 49, 51, 148
hoefbeslag 143
hoefbevangenheid 14, 39, 40, 42, 45, 65, 68, 84,
    85, 87, 91, 94, 100, 102, 107, 122, 124, 127,
    133, 137
hoefbevangenheid, subklinische 45
hoefkraakbeen 139
hoeflederhuid 49, 51, 54
hoefmechanisme 142
hoefschoen 142
hoefwand 49, 139
hoefwandresectie 148
hoefzweer, *zie:* hoefabces
homeopathie 152
hooi 40, 60, 112, 113, 118, 120, 122, 124, 127,
    130, 137
hooianalyse, *zie:* ruwvoeranalyse
hoornlamel 49, 52, 69
hoornvlieszweer 37, 55
HPA-as, *zie:* hypothalamus-hypofyse-bijnier-as
hypercortisolemie 21, 42, 54, 102, 110
hyperextensie 34
hyperfagie 32
hyperglykemie 30, 41, 51
hyperhidrose 30, 69, 94, 106, 133
hyperinsulinemie 41, 43, 45, 50, 85
hyperleptinemie 43

hyperlipidemie 54, 129, 153,
   zie ook: hypertriglyceridemie
hyperplasie 25, 41, 54, 102
hypertrichose 29, 68, 94, 106, 133
hypertriglyceridemie 54, 94,
   zie ook: hyperlipidemie
hypertrofie 25, 54, 102, 109
hypo-adiponectinemie 43
hypofyse 16, 23, 83, 85, 89, 109
hypofyseadenoom, *zie:* adenoom
hypofysevergroting 25, 28, 31, 89, 90, 93, 108
hypohidrose 30, 92, 106
hypothalamus 15, 23, 27, 43, 58
hypothalamus-hypofyse-bijnier-as 23

I
ID, *zie:* insulinedysregulatie
IGF-1 52
IGF-1-receptor 52
ijzer (hoefbescherming), *zie:* hoefbeslag
ijzer (mineraal) 42, 115, 119, 132, 147
IL-6 62
IL-8 35, 59
immunosenescentie 35
immuunfunctie, *zie:* weerstand (verminderd)
incretine 41
infectie 35, 102
inflamm-aging 35
inspanningsintolerantie 32, 92
insuline 18, 40, 50, 104, 110, 142
insulinebepaling 85
insulinedysregulatie 30, 40, 42, 68, 85, 101, 109,
   125, 151
insulineklaring 42
insulinemetabolisme 30, 40
insulinereceptor 41
insulineresistentie 33, 35, 41, 50, 52, 68, 87,
   104, 109, 110, 116, 124, 125, 130, 152

insulinerespons 86, 130
IR, *zie:* insulineresistentie
IU/L 85

K
kaneel 109, 110
klinisch beeld 12, 66, 73
klinisch onderzoek 68
koliek 60, 100, 133
koolzaadolie 123
koper 59, 111, 115, 147
krachtvoer 119
kuilgras 60
kuisboom, *zie:* monnikspeper
kunstmest 132
kurkuma 108

L
laaggradige ontsteking 35, 59, 62
lamellenverbinding 49, 139
lamellenwig 139
leptine 18, 43, 62, 87
leptinebepaling 87
leptinedysregulatie 43
leptinereceptor 43
leptineresistentie 43
leververvetting 42
levothyroxine 105
LH 38
ligamentsontsteking 36
lignine 127
lijnzaad(olie) 116, 123
liksteen 115, 137
lipofuscine 58
longontsteking 36, 60
luzernehooi 120, 123, 127
lysine 114, 120, 122

M

maagzweer 123

magnesium 120, 131, 137

maïsolie 123

mangaan 147

mariadistel 110

meidoorn 111

melanocortine 17, 23, 50, 53, 93

melanotroop 16

melatonine 29

melkgift 37, 99

merrie 14, 79, 81, 99

mestonderzoek 136

metaboliet 23, 25

metabolisme 57

metformine 104

methionine 111, 114, 120, 122

micro-alg 131

microbioom 120, 133

middenkwab (hypofyse) 15, 16, 23, 58, 82

mineraal 113, 115, 128, 132

mitochondriale dysfunctie 62

MnSOD 59

moerasspirea 111

mok 36

monnikspeper 106

MRI 89

mucuna pruriens 109

muesli 119

MuRF-1 33

N

narcolepsie 39

negatieve terugkoppeling 23

neurotransmitter 15, 17

niet-nuchtere insulinebepaling 86

niet-structurele koolhydraten, *zie:* NSK

noodzooltje 137

NSAID 81, 103

NSC, *zie:* NSK

NSK 126, 128

nuchtere insulinebepaling 85

O

obesitas 25, 38, 42, 43, *zie ook:* overgewicht

ocdccm 51, 142

omega-vetzuur 116, 123, 131

ondergewicht 113, 119, 123,
    zie ook: gewichtsverlies

ongebonden cortisol 24, 35, 62

ontschoening 138

ontsteking 35, 60

ontsteking, laaggradige 62

ontstekingsbevorderend eiwit 35, 38, 59, 61

ontstekingsremmend medicijn, *zie:* NSAID

ontstekingsremmer, *zie:* NSAID

ontwormen 133, 136

onvruchtbaarheid 37, 94

oogontsteking 60

oogvliesontsteking 36, 136

orale glucosetolerantietest 87

osteitis 40, 147

overgewicht 113, 125, 151

overgewichts, *zie ook:* adipositas, obesitas

oxidant, *zie:* vrije radicaal

oxidatieve stress 57, 111, 125, 153

P

paarden-stofwisselingssyndroom, *zie:* EMS

paddock paradise 150

Parlodel™ 101

parodontitis 134

pars distalis, *zie:* voorkwab (hypofyse)

pars intermedia, *zie:* middenkwab (hypofyse)

pars nervosa, *zie:* achterkwab (hypofyse)

PC1, PC2 17

pectine 131

pees(schede)ontsteking 36

peessnede 148

peniskoker 136

pergolide 13, 28, 93, 100, 102, 106

pergolide-sluier 99

Pergoquin™ 95, *zie ook:* pergolide

Pergosafe™ 95, *zie ook:* pergolide

Periactine™ 101

perifere belasting 144

Permax™ 95

pesticide 58, 114, 132

pg/ml 75

pijnstillend medicijn, *zie:* NSAID

pillensnijder 96

pioglitazon 105

PIPA 26, *zie ook:* adenoom

piperine 109

plakbeslag 145

pmol/L 76

polydipsie 30, 68, 94, 102, 106

polyfenol 132

polyurie 30, 68, 94, 102, 106

POMC 17, 18, 23, 93

pony 13, 79, 81

Prascend™ 95, *zie ook:* pergolide

prebiotica 131

probiotica 133

prognose 13, 66

pro-hormoon-convertase 17

pro-inflammatoire cytokine,
    zie: ontstekingsbevorderend eiwit

prolactine 29, 37, 107

prolactinoom 93

pro-opiomelanocortine, *zie:* POMC

proppen (gebit) 135

pseudo-Cushing, pseudo-PPID 77

psyllium 110

R

receptor 16

referentiewaarde 73

regenschurft 36, 133

resveratrol 111, 132

rhinopneumonie 136

röntgenfoto 89

ruin 14, 79, 81

ruw eiwit, *zie:* VREp

ruwvoer 116, 118

ruwvoeranalyse 113, 127

S

salicine 111

SC, *zie:* SK

schaal van Henneke 72

scheren 133

schildklierhormoon 105

sedatie 81, 88

seizoensgebonden stijging 27, 28, 53, 74, 77, 96,
    116, 130

selegiline 102

selenium 59, 111, 115

serotonine 36

serotonine-antagonist 101

silybine, silymarine 110

sinusitis, *zie:* bijholteontsteking

SIRS-gerelateerde hoefbevangenheid 37, 50,
    68, 126, 131

SK 126, 129

slobber 122

slowfeeder 128

smegma 38, 136

sojaschillen 120, 123

spieratrofie 32, 33, 68, 94, 113, 119, 120,
    123, 153

sporenelement 113, 115, 132, 147

stollingsremmend medicijn 104

stollingsremmer, *zie:* stollingsremmend
medicijn
straal 140
straalkussen 144
stress 54, 59, 61, 80, 82, 85, 152
stro 127, 129
structurele koolhydraten, *zie:* SK
subklinische hoefbevangenheid 45, 52, 69
subklinische PPID 65, 72, 79, 83, 115
suiker 41, 53, 54, 86, 112, 116, 118, 124, 127,
130, 133, 137, 142
syndroom van Cushing 21

T
tandvleesontsteking 36, 135
testosteron 29
threonine 114, 120, 122
TNF-alfa 62
toplijn, *zie:* spieratrofie
traumatische hoefbevangenheid 50
TRH 15, 16, 83
TRH-stimulatietest 83
triglyceride 54, 131
trilostane 102
tuberale kwab (hypofyse) 16, 37
Turkse zadel 16

U
uierontsteking 37
uitharen 29, *zie ook:* hypertrichose

V
vaatvernauwing 36, 51, 52, 54, 104
vaatverwijding 51
vaccinatie 136
vachtverandering 28, *zie ook:* hypertrichose
vasculaire insulineresistentie 51
ventipulmin 81

4-hydroxyleucine 110
vitamine 113, 115, 128, 132
vitamine A 59, 111
vitamine B 111
vitamine C 111
vitamine D 59
vitamine E 59, 111
vitamine K 115
vitex agnus castus, *zie:* monnikspeper
vleeslamel 49, 52, 54
voedingsanalyse, *zie:* ruwvoeranalyse
voedingsvezel 126, 129
voordroog 124, 128
voorkwab (hypofyse) 15, 16, 79, 84, 107
VREp 121
vrije radicaal 57
vroege diagnose 73, 78, 82

W
water, *zie:* drinkwater
wateroplosbare koolhydraten, *zie:* WOK
weerstand (verminderd) 35, 51, 102, 133,
135, 152
weidegang 116, 124
weken (hooi) 127
westnijlvirus 136
wilgentakken 111
witte lijn 140
witte lijn-ziekte 147, 148
WOK 126, 128
wormbesmetting 37, 57, 59, 123, 133, 136, 153
wormenkuur, *zie:* ontwormen
WSC, *zie:* WOK

Y
yucca 109

Z

zetmeel 41, 81, 112, 118, 125, 130, 133, 137

ziekte van Alzheimer 58, 109

ziekte van Cushing 21, 30, 34, 115

ziekte van Parkinson 13, 58, 63, 94, 107, 109

zijdelingse straalgroeve 48

zink 59, 111, 115, 147

zinker 49, 51, 147

zonnebloemolie 123

zoolperforatie 49, 102, 138, 147

zweten, *zie:* hyperhidrose